歯科衛生士のための

病院における
医科歯科連携・口腔機能管理
マニュアル

監修：
公益社団法人 **日本歯科衛生士会**

編集主幹：
石井 拓男（東京歯科大学短期大学学長）

医歯薬出版株式会社

【執筆者一覧】

● 監　修　　公益社団法人日本歯科衛生士会

● 編集主幹　　石井　拓男　　東京歯科大学短期大学 学長

● 著（執筆順）　石井　拓男　　東京歯科大学短期大学 学長
　　　　　　　　野村　武史　　東京歯科大学 オーラルメディシン・口腔外科学講座教授
　　　　　　　　松井　淳一　　東京歯科大学 副学長・外科学講座教授
　　　　　　　　片山　正輝　　東京歯科大学市川総合病院 脳神経外科准教授
　　　　　　　　今井　洋志　　東京歯科大学市川総合病院 薬剤部
　　　　　　　　鈴木　祐也　　東京歯科大学市川総合病院 放射線科
　　　　　　　　並木瑠理江　　東京歯科大学市川総合病院 緩和ケア認定看護師
　　　　　　　　片倉　　朗　　東京歯科大学 口腔病態外科学講座教授
　　　　　　　　尾﨑研一郎　　足利赤十字病院 リハビリテーション科
　　　　　　　　堀越　悦代　　足利赤十字病院 リハビリテーション科歯科衛生士
　　　　　　　　長谷　剛志　　公立能登総合病院 歯科口腔外科部長
　　　　　　　　阪口　英夫　　医療法人永寿会陵北病院 副院長
　　　　　　　　大屋　朋子　　東京歯科大学市川総合病院 主任歯科衛生士
　　　　　　　　菅野　亜紀　　東京歯科大学短期大学 歯科衛生学科講師
　　　　　　　　久保山裕子　　公益社団法人日本歯科衛生士会 常務理事
　　　　　　　　小松本　悟　　足利赤十字病院 病院長

This book was originally published in Japanese
under the title of :

SHIKAEISEISHI-NO TAME NO
BYOIN NI OKERU IKASHIKA RENKEI KOKUKINOKANRI MANYUARU
（A Manual for Dental Hygienists in Hospital, to Manage Oral Health,
Under Medical and Dental Collaboration）

General Editor :
Japan Dental Hygienist's Association

Chief Editor :
ISHII, Takuo DDS, PhD
　DEAN, Tokyo Dental Junior College

© 2019 1st ed.

ISHIYAKU PUBLISHERS, INC.
　7-10, Honkomagome 1 chome, Bunkyo-ku,
　Tokyo 113-8612, Japan

緒　言

　医科疾患患者へ歯科医療が関わることで，誤嚥性肺炎が抑制され患者の病状回復が早まることが確認されたことから，医科歯科連携を制度として推進する動きが生まれ，歯科医師・歯科衛生士が病院内のチーム医療に加わることが推奨されることとなった．

　しかしながら，医科疾患患者のための医科歯科連携が具体化されるには，そのことが言われだしてから20年以上もかかった．2012年（平成24年）の診療報酬改定で「周術期口腔機能管理料」が新設されて，初めて公的に制度として全国展開されるようになった．

　これまで，あるべき理念としての医科歯科連携，あるいは幾つかの病院で実施されたエピソードとしての医科歯科連携であったものが，保険診療制度の中に告示・通知として位置づけられた．国が医療保険の中で，国民に対し提供する医療行為として明示したのである．周術期口腔機能管理は，これまでの医科界・歯科界にはない新たな流れをつくり出した．病院の歯科衛生士は，この流れの真っ只中にいる．

　周術期口腔機能管理といっても，これまでにない新たな疾患が発生してそれに新たに立ち向かっているわけではない．また，革命的な新薬や新技術が生まれたわけではない．

　医科と歯科は，ほぼ別の領域として制度化され医療・歯科医療を国民に提供してきた．これを連携して提供しようというのがこれまでにない革新的な仕組みなのである．個々に確立された仕組みを連携するにはいくつかの筋道が必要となる．現在はまだ，医科歯科連携の間を快適に走ることのできる舗装道路が完備されている状況にはなっていない．

　これからは，医科疾患患者に対応する医療現場で歯科との連携の道を切り開いていかなくてはならない．本書にはその道筋が紹介されている．医科歯科連携の現場に立つ歯科衛生士はこの本の内容を修得し，さらに常に傍らに置いて新たな道をつくっていくことが望まれる．

　医科歯科連携は制度としては始まったばかりである．そのため用語にしても周知途上のものもある．たとえば「口腔機能管理」は，そのものが周知不十分である．歯科が歯科以外の領域に踏み込んだときから新たな用語が生まれた．介護保険に伴う「口腔ケア」がその典型である．色々な領域の人々が口腔ケアについて同床異夢であった．日本歯科医学会がこれを整理したが，そこで示された「口腔機能管理」と保険診療の「周術期口腔機能管理」とは内容を異にする．本書でもこれらの用語がその時々の文脈で意味を異に，あるいは意味を同じくして使用されている．今後は本書を用いる人々の意見等から，医科・歯科の両領域で共通の概念が整理されていくものと思う．是非多くの意見が寄せられるよう，祈念するものである．

令和元年7月

東京歯科大学短期大学学長

石井　拓男

歯科衛生士のための
病院における医科歯科連携・口腔機能管理マニュアル
CONTENTS

1 基礎編 ……………………………………………………………… 1

I 周術期口腔機能管理の制度と医科歯科連携 …………………… 2

1 病院における歯科衛生士業務と法制度 ………………… 石井拓男 ● 2
1 保険診療と病院における歯科衛生士業務（周術期口腔機能管理関連）／2 医療法と
病院歯科（医科歯科連携）

II 病院歯科の役割 …………………………………………………… 7

1 病院歯科の役割 …………………………………………… 野村武史 ● 7
1 はじめに／2 超高齢社会における新たな歯科衛生士業務／3 総合病院における歯科
医療／4 地域包括ケアシステムとは／5 切れ目のない歯科医療の提供（歯科衛生士間
の業務連絡）

2 がん患者の周術期管理 ……………………………………… 松井淳一 ● 14
1 はじめに／2 がんの基礎知識／3 術前の説明と検査／4 がんに対する手術／5 術後
の患者の経過，管理と合併症／6 術後合併症の予防と対処法／7 まとめ

3 脳卒中患者の口腔健康管理，口腔機能管理 ……………… 片山正輝 ● 23
1 口腔健康管理／2 脳卒中患者に対する口腔健康管理の意義／3 脳卒中患者の口腔衛
生管理の特殊性／4 脳卒中による症状に応じた口腔衛生管理，口腔ケア／5 脳卒中患
者の口腔健康管理における連携／6 当院脳卒中患者への口腔健康管理／7 脳卒中患者
の周術期口腔機能管理

4 化学療法と有害事象 ………………………………………… 今井洋志 ● 31
1 はじめに／2 抗がん薬の種類と特徴／3 がん薬物療法の管理／4 化学療法と有害事象

5 放射線療法と有害事象 ……………………………………… 鈴木祐也 ● 36
1 はじめに／2 放射線療法／3 放射線療法の特徴／4 チーム医療／5 有害事象／6 有
害事象に対する対策（口腔内を中心に）

6 緩和ケア ……………………………………………………… 並木瑠理江 ● 41
1 緩和ケアとは／2 身体症状の緩和／3 精神的ケア／4 家族ケア／5 患者・家族の交流

2 実践編 ……………………………………………………………… 47

I 周術期口腔機能管理の実際 …………………………………… 48

1 病院における周術期等口腔機能管理に必要な基本的知識 ……… 片倉朗 ● 48
1 病院における口腔機能管理の目的／2 疾患の標準的な治療法とその経過を知っておく
／3 がん治療で発生する口腔症状とその発生時期を把握する／4 口腔機能管理を計画・
実施するために検査データを評価できる／5 医療環境への対応と院内感染の防止に配慮
する

2 周術期口腔機能管理の実際 ·· 52

症例1 手術前後の周術期口腔機能管理（病院歯科あり）食道がん（T2M1NO）···· 野村武史● 52

症例2 舌がん（T3N0M0）の周術期口腔機能管理（病院歯科あり）·············· 野村武史● 60

症例3 化学療法後（院内歯科）····························· 尾﨑研一郎，堀越悦代● 69

症例4 化学療法と放射線治療（院内歯科）··················· 尾﨑研一郎，堀越悦代● 77

症例5 上顎洞がんの周術期（耳鼻咽喉科入院）に摂食機能療法を
併用した口腔機能管理 ·· 長谷剛志● 86

症例6 緩和ケア病棟におけるがん終末期（院内歯科）·················· 尾﨑研一郎● 100

症例7 終末期患者 ··· 阪口英夫● 109

II 周術期口腔機能管理の演習と相互実習 ····································· 116

演習のねらいと進め方 ··· 久保山裕子● 116

1 演習1　予習演習 ····························· 菅野亜紀・大屋朋子・久保山裕子● 122

2 演習2　実践演習 ····························· 菅野亜紀・大屋朋子・久保山裕子● 132

3 相互実習 ·· 大屋朋子● 144

実習1．シミュレーション用マネキン（マナボット®）にて経口挿管患者の口腔衛生管理··· 144

実習2．口腔粘膜炎発生時の口腔衛生管理の実習 ································ 147

III 病院全体における医科歯科連携（足利赤十字病院を例として）······ 149

1 口腔管理のシステムの構築 ····················· 小松本悟・尾﨑研一郎・堀越悦代● 149

1病院の概要／2医科歯科連携のためのシステム構築の経緯／3口腔管理システム構築のための急性期におけるリハビリテーション科依頼患者の口腔状態調査／4病棟での口腔管理システム／5歯科が介入した患者情報のデータベース化

2 他職種との連携 ··· 尾﨑研一郎● 155

1看護師との連携／2リハビリテーションスタッフとの連携／3栄養課との連携／4医療ソーシャルワーカーとの連携／5歯科医師との連携

3 口腔衛生管理のポイント ·· 尾﨑研一郎● 158

4 医科歯科連携の評価と効果 ·· 尾﨑研一郎● 159

1口腔管理の対象患者／2急性期脳卒中患者の肺炎発症率について／3がん周術期等口腔機能管理の術後肺炎と気管支炎の発症率について／4嚥下内視鏡検査前における歯科衛生士の介入効果について

IV 医科歯科連携の評価と効果 ·· 168

1 東京歯科大学市川総合病院の概要と周術期口腔機能管理の効果············ 野村武史● 168

1東京歯科大学市川総合病院の概要と周術期口腔機能管理の介入効果／2がん患者を中心とした（周術期）口腔機能管理の実際／3地域医療連携ネットワークの構築

2 入院患者の「摂食機能療法」に歯科衛生士が介入した事例 ················ 長谷剛志● 174

1病院の概要／2目的／3対象／4方法／5結果／6結論・今後の課題・臨床に生かすヒント

3 地域包括ケアシステムと歯科・病院 ·································· 石井拓男● 179

1国策としての地域包括ケアシステム／2地域包括ケアシステムと歯科／3地域包括ケアシステムと病院・歯科

1 基礎編

❶ 基礎編

I 周術期口腔機能管理の制度と医科歯科連携

病院における歯科衛生士業務と法制度

❶ 保険診療と病院における歯科衛生士業務（周術期口腔機能管理関連）

　病院における歯科衛生士の業務が大きく変化してきている．病院のもつ歯科医療提供体制・機能が大きく変化してきていることに理由がある．病院歯科というものは，地域の歯科診療所のための高次歯科医療機関という機能を求められていた．開業歯科医では治療が難しい歯科疾患，特に口腔外科領域の患者を引き受けてくれるのが病院歯科である，というように歯科界ではみられてきた．また，病院に勤務する大多数の歯科医師・歯科衛生士も，自分たちの職務は2次医療機関における歯科医療の提供であると認識してきたと思われる．

　近年生じた病院の歯科医療の変化は，歯科診療所が病院に依頼しなくてはならない重篤な歯科疾患が増加したためではない．病院に入院している医科疾患患者への歯科医療の提供が急増したのである．その点では，病院特有の歯科疾患・入院患者の歯科疾患が増加したという見方もできる．

　医科疾患の入院患者への歯科治療はなされていなかったわけではないが，2012年（平成24年）の診療報酬改定で，周術期における口腔機能の管理が点数化されたことが病院の歯科を大きく変える契機となった．平成の初期のころは，入院患者の歯科治療は円滑には行われていなかった．制度にもとづくシステムがなかったため，国立がんセンターでも入院患者の歯科治療を行うために，都内の開業歯科医に依頼してがんセンターから歯科診療所へ患者を搬送するということを行っていた．それが，保険診療で医科と歯科の連携に報酬が支払われるということになり，理念やムーブメントとしての連携が具体的で明確なものとなったのである．

　周術期とは，手術の前，手術中そして手術の後の一連の期間のことである．この期間における患者への種々の対応が，手術にともなう色々なリスクを減ずることから，日本麻酔学会は2007年（平成19年）より『周術期管理チーム』を提唱していた．

　一方で，入院患者への歯科医療の提供やいわゆる口腔ケアが患者のQOLを向上させるとか，それが早期退院に結びつく等のことが知られるようになってきた．1990年代から，誤嚥性肺炎の抑制にいわゆる口腔ケアが有効との研究結果も出されるようになった．中でも，2002年（平成14年）から静岡がんセンターが始めた，がん患者の専門的な歯科治療を行う歯科医師の養成が，がん患者のQOL向上に成果を上げたことが大きく影響した．この様な医学・歯学のエビデンスと先駆的な医師・歯科医師の熱意が実り，2010年（平成22年）に国立がん研究センターと日本歯科医師会とでがん患者歯科医療連携合意書を

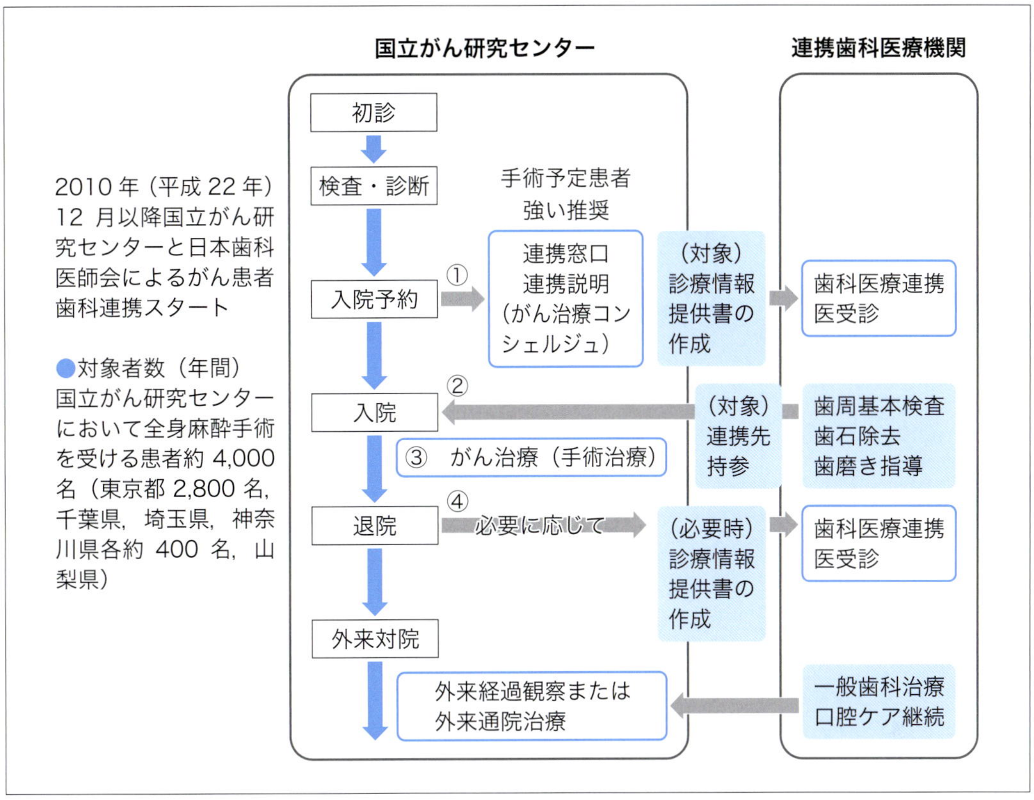

国立がん研究センター　　　　　　連携歯科医療機関

2010年（平成22年）12月以降国立がん研究センターと日本歯科医師会によるがん患者歯科連携スタート

●対象者数（年間）
国立がん研究センターにおいて全身麻酔手術を受ける患者約4,000名（東京都2,800名，千葉県，埼玉県，神奈川県各約400名，山梨県）

初診
↓
検査・診断
↓　　手術予定患者　強い推奨
入院予約　①　連携窓口連携説明（がん治療コンシェルジュ）　→　（対象）診療情報提供書の作成　→　歯科医療連携医受診
↓
入院　②　←　（対象）連携先持参　←　歯周基本検査　歯石除去　歯磨き指導
③　がん治療（手術治療）
↓
退院　④　必要に応じて　→　（必要時）診療情報提供書の作成　→　歯科医療連携医受診
↓
外来対院
↓
外来経過観察または外来通院治療　←　一般歯科治療　口腔ケア継続

図 I -1　がん患者歯科連携

取り交わしたことから，がん患者に対する歯科医療の提供が全国的に展開されるようになった．この時に，がん患者歯科連携を図式化したものが図 I -1である．

　がん患者が抗がん薬により口腔内に発症する口内炎をはじめとする種々の症状に対し，歯科の治療が軽減化や抑制の効果があることが確認されたのである．図 I -2は，医科のがん患者に対する保険診療における周術期の口腔機能管理の流れを示したものである．図 I -1の国立がん研究センターと日本歯科医師会の考え方が色濃く反映されたものと思われる．

　2012年（平成24年）の診療報酬改定で歯科における重点配分として，チーム医療の推進や在宅歯科医療の充実が第1にあげられた．医療連携により，誤嚥性肺炎等の術後合併症の軽減を図るためとされた．具体的には以下のことが新設された．

①　がん患者等の周術期等における歯科医師の包括的な口腔機能の管理等を評価（術後の誤嚥性肺炎等の外科的手術後の合併症等の軽減が目的）

（新）周術期口腔機能管理計画策定料300点（H30年現在「等」が入り，300点）
　　　（周術期における一連の口腔機能の管理計画の策定を評価）

（新）周術期口腔機能管理料（I）190点（H30年現在　手術前280点　手術後190点）
　　　（主に入院前後の口腔機能の管理を評価）

（新）周術期口腔機能管理料（II）300点（H30年現在　手術前500点，手術後300点）
　　　（入院中の口腔機能の管理を評価）

（新）周術期口腔機能管理料（III）190点（H30年現在　190点）
　　　（放射線治療や化学療法を実施する患者の口腔機能の管理を評価）

②　周術期における入院中の患者の歯科衛生士の専門的口腔衛生処置を評価

（新）周術期専門的口腔衛生処置80点（H30年現在　92点）

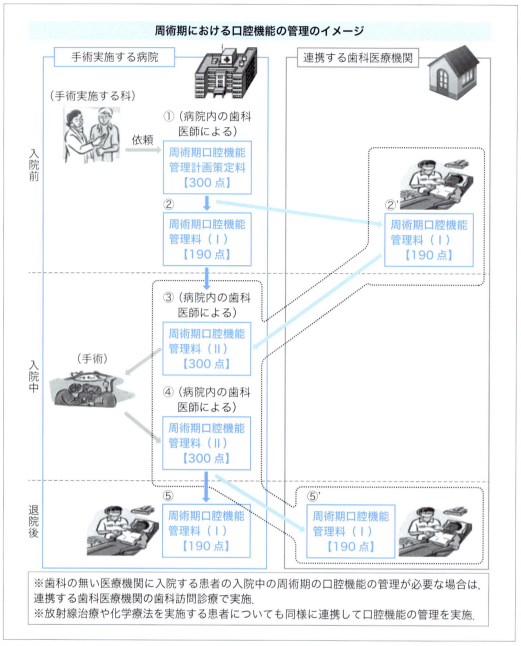

図 I-2　2012年（平成24年）度　診療報酬改定

　この，周術期専門的口腔衛生処置は，周術期口腔機能管理を行った入院患者に対して，歯科医師の指示を受けた歯科衛生士が専門的口腔清掃を行った場合に算定するものである．本書では，この周術期口腔機能管理から専門的口腔衛生処置の一連の流れを，実際に病院で行われている例をもとに，具体的に示していることを特徴としている．

　なお，2年ごとに点数は改定されているので，直近のものは他専門書「歯科衛生士のための歯科診療報酬入門」，ほか）を確認されたい．

　病院勤務の歯科衛生士業務において，入院患者の喀痰吸引ができるか否か議論となった時期があった．2010年（平成22年）4月に出された厚生労働省医政局長通知「医療スタッフの協働・連携によるチーム医療の推進について」が出された時である．この通知で，理学療法士が体位排痰法を実施する際，作業療法士が食事訓練を実施する際，言語聴覚士が嚥下訓練等を実施する際など，喀痰等の吸引が必要となる場合がある．これらの場合の喀

009-5 口腔内分泌物吸引（1日につき） 48 点	（口腔内分泌物吸引） 口腔内分泌物吸引は，歯科診療に係わる全身麻酔後や気管切開後の呼吸困難な患者に対し，ネラトンカテーテルおよび吸引器を使用して，口腔内およびその周辺部位の唾液等の分泌物の吸引を行った場合に月2回を限度として算定する．

図 I-3　喀痰吸引の歯科点数表での取り扱い

痰吸引は，各職種が実施することができる行為として取り扱う．というものであった．歯科衛生士について特に通知がなかったことから，歯科衛生士は喀痰吸引ができないとの説が流れた．医制局長通知にあるように，各職種がそれぞれの特有な業務の中で喀痰吸引を行うことは合法としたもので，それ以外の場合に無原則に喀痰吸引ができるとはしていない．歯科衛生士の場合は歯科診療の補助業務として喀痰吸引を行う場合は当然合法なのである．このことも，保険診療で，

処置の部　009-5 口腔内分泌物吸引　48 点

と評価されている．この処置は，歯科診療における全身麻酔後や気管切開後の呼吸困難な患者に対し，ネラトンカテーテルおよび吸引器を使用して，口腔内およびその周囲部位の唾液等の分泌物の吸引を行った場合に算定するものである．と定められている（図 I-3）．歯科診療の補助業務として，歯科衛生士が歯科医師の指示のもとで上記のような患者に吸引器を使用することに法的な問題はないのである．

2　医療法と病院歯科（医科歯科連携）

医療法という法律がある．我が国の医療提供体制を定めた重要な法律である．この法律の中に医療計画というものがある．

まず厚生労働大臣が，「地域における医療及び介護の総合的な確保の促進に関する法律に規定する総合確保方針に即して，良質かつ適切な医療を効率的に提供する体制の確保を図るための基本方針を定めるものとする」とされている．

次に，都道府県は，厚生労働大臣の定めた基本方針に即して，かつ，地域の実情に応じて，各都道府県における医療提供体制の確保を図るための医療計画を定めるものとする．となっている．

医療計画は数年に一度見直しがなされ，2017年（平成29年）から第7次医療計画が実施されている．この中で，病院歯科という名称が使用されているのである．実は，2012年（平成24年）に厚労省から示された医療計画の中で「病院歯科」という用語が初めて出てきた（図 I-4）．歯科界では病院歯科という言葉は普通に書いたり言ったりしている．しかし，医科の場合を考えるとこの用語は奇妙なものとなる．病院内科とか，病院眼科といった名称はほとんど見ることはない．また，そのような診療機関の概念もないものと思う．診療所に対して病院があり，病院の中にいろいろな診療科があるというとらえ方が一般的である．

歯科の場合は，歯科診療所と病院という概念がつくられにくいようである．歯科診療所は病院の歯科以外の診療科の存在を認識する必要があまりない．医科疾患が疑われる患者は，病院の歯科に患者依頼し，病院歯科が適切に必要とされる病院内の医科の診療科へ依頼してくれるものとしているからであろう．

> 医政発 0330 第 28 号
> 平成 24 年 3 月 30 日
>
> 各都道府県知事　殿
>
> 厚生労働省医政局長
>
> ## 医療計画について
>
> （別紙）
>
> ### 医療計画作成指針
>
> はじめに
> 第 1　医療計画作成の趣旨
> 第 2　医療計画作成にあたっての一般的留意事項
> 第 3　<u>医療計画の内容</u>
> 第 4　医療計画作成の手順等
> 第 5　医療計画の推進等
> 第 6　医療計画にかかる報告等
>
> ### <u>第 3　医療計画の内容</u>
>
> 3. 5疾病5事業及び在宅医療のそれぞれにかかる医療連携体制(1)〜(5)
> について記載し，(6)〜(8)についても留意する
> (5) 評価・公表方法等・・・医療審議会等への歯科医師の参画
> (7) 歯科医療機関（病院歯科，歯科診療所）の役割

図 I-4　医療法・医療計画と病院歯科

　2017 年（平成 29 年）3 月 31 日に厚生労働省医政局地域医療計画課長から，「疾病・事業及び在宅医療に係る医療体制について」が示された．ここで「疾病・事業及び在宅医療に係る医療体制構築に係る指針」が定められた．

　この指針の中の「がんの医療体制構築に係る指針」において，医療機関に求められる事項の中で，がん治療の合併症予防や軽減を図るため，周術期の口腔管理を実施する病院内の歯科や歯科医療機関と連携を図ること，とされた．

　さらに，「脳卒中の医療体制構築に係る指針」においても同様に医療機関に求められる事項で，救急医療の機能【急性期】と身体機能を回復させるリハビリテーションを実施する機能【回復期】さらに日常生活への復帰および日常生活維持のためのリハビリテーションを実施する機能【維持期】において，合併症の中でも特に誤嚥性肺炎の予防のために，口腔管理を実施する病院内の歯科や歯科医療機関等を含め，多職種間で連携して対策を図ることが記載された．

　このように，病院歯科は保険診療と医療法の医療計画で明確に位置づけられており，我が国の医療提供体制の中で重要な機関となっている．同時に病院に勤務する歯科衛生の業務も重要度を増しており，病院以外で勤務している歯科衛生士も病院の歯科についての認識を高めておく必要がある．

（石井拓男）

① 基礎編

II 病院歯科の役割

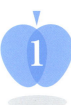

1 病院歯科の役割

1 はじめに

　2025年問題を迎えるにあたり，私たちが認識しておかなければならないのは，単に高齢化が進むのではなく，「なんらかの基礎疾患を有する高齢者が急増する」ことである．これは，一般歯科診療所においても従来型の歯科治療だけでは対応できなくなることを意味する．すなわち，今まで病院歯科や介護施設で働く一部の歯科衛生士が担ってきた全身的なリスクのある患者に対する歯科衛生士業務を，一般歯科診療所に勤務する多くの歯科衛生士が今後携わっていくことになる．そのような状況を考えると病院歯科に勤務する歯科衛生士は，単に全身リスクのある患者の歯科的対応ができるだけでなく，口腔から全身の機能改善を図るといった多様化する院内のニーズに応えるとともに，退院後の患者の歯科衛生士業務の橋渡しをするという重要な役割を担う立場にあるということを認識しなければならない．

　近年，がん患者をはじめとする周術期口腔機能管理は，病院歯科の主要な業務の1つとして定着してきた．このような医科疾患に対する歯科の介入は，主たる治療を側面から支援するという意味で，支持療法（サポーティブケア）とよばれている．2018年（平成30年）に日本歯科医学会は，いわゆる広義に使われてきた口腔ケアを，患者や家族，あるいは歯科専門職以外が行う口腔清拭に限定した用語とし，従来の口腔ケアは，口腔健康管理と名称を改めた．そして，歯科治療を主体とする口腔機能管理と，主に歯科衛生士が担当する口腔衛生管理をプロフェッショナルな支持療法を提供する歯科医療として，その内容を明確に定めた（表II-1）．

2 超高齢社会における新たな歯科衛生士業務

　8020運動は，厚生労働省の前身にあたる厚生省と日本歯科医師会が1987年（昭和62年）より開始した事業である．2000年（平成12年）に8020財団が設立され「80歳になっても自分の歯を20本以上保とう」という8020運動が，世界保健機関（World Health Organization, WHO）の報告書にも掲載された．歯科疾患実態調査で8020達成者の推定比率が公表され，2005年（平成17年）の調査では24.1%，2011年（平成23年）では38.3%となり，そしてついに2017年（平成29年）では50%を超えた（50.2%）．これは，日本が歯科医療の先進国として，国民の健康に寄与した輝かしい実績である．しかし，一方で要介護者の割合が高くなる75歳以上の後期高齢者に有歯顎者が増加するということは，要介護者に対する口腔健康管理の需要が増加するという新たな課題が発生する

表Ⅱ-1　口腔健康管理

口腔機能管理	口腔衛生管理	口腔ケア	
		口腔清潔等	食事への準備等
項目例		項目例	
う蝕処置 感染根管処置 口腔粘膜炎処置 歯周関連処置* 抜歯 ブリッジや義歯等の処置 ブリッジや義歯等の調整 摂食機能療法 　　　　　　　など	バイオフィルム除去 歯間部清掃 口腔内洗浄 舌苔除去 歯石除去等 　　　　　　　など	口腔清拭 歯ブラシの保管 義歯の清掃・着脱・ 保管 歯磨き 　　　　　　　など	嚥下体操指導（ごっくん体 操など） 唾液腺マッサージ 舌・口唇・頰粘膜ストレッ チ訓練 姿勢調整 食事介助 　　　　　　　など

＊歯周関連処置と口腔衛生管理には重複する行為がある

ことを意味する.

　ここから考えられるのが，誤嚥性肺炎の予防の重要性である．現在日本人の死亡原因の第3位は肺炎（2016年人口動態統計）で高齢者に多くみられる疾患である．加齢に伴う免疫力の低下や摂食嚥下機能障害によって，寝たきりの要介護者や入院患者が誤嚥性肺炎を発症しやすいことに起因する．残存歯を多くもつ高齢者が要介護状態となればセルフケアが困難となり，歯科衛生士による口腔衛生管理が必要となる．これからの歯科衛生士は，多職種連携のもと，全身のリスクを把握しながら，誤嚥性肺炎を予防するだけでなく，嚥下機能の賦活化を図るための機能訓練や，食事指導など広く全身の健康に関連した口腔健康管理を行わなければならない．とりわけ，病院に勤務する歯科衛生士はこの分野のスペシャリストとして地域医療に貢献していくことになる．

　入院患者の多くは，術後セルフケアが困難となり，治療上の理由から禁飲食が指示されることもあるため口腔環境は一気に悪化する．一般に術直後の患者は，栄養摂取量が減少するため低栄養になる．低栄養になると体重が減少し，筋力の低下により日常生活動作（Activities of daily living；ADL）が低下する．退院後ADLが低下すると社会性や意欲低下に口腔への無関心や衰えに合わせた食環境の悪化が加わり，全身の虚弱（フレイル）の中核とされる加齢性筋肉減弱症（サルコペニア）が生じる．口腔領域では，咀嚼，嚥下に関わる咀嚼筋，舌骨上筋群の筋肉量の減少や筋力の低下が，口腔のサルコペニアとよばれている．この状態を放置すれば，やがてフレイルを招き要介護状態へと移行することとなる（図Ⅱ-1）．したがって，フレイルの可逆的段階で早期発見・対処するために，入院中から栄養管理，運動療法とともに口腔健康管理を行い，この負のスパイラルを止めることが重要である．すなわち，フレイルから脱却するためには，8020を達成するだけでなく残存歯を清潔な口腔環境で維持し，口腔周囲の筋肉や唾液などの口腔機能と調和のとれた咀嚼運動や嚥下運動によって健全な食生活を取り戻すことが重要といえる．そのためには歯科医師による咬合回復，管理栄養士による適切な栄養改善が行われるとともに，歯科衛生士は口腔衛生管理や言語聴覚士と協働した筋機能訓練を行うことによって口腔のサルコペニアと摂食嚥下機能の回復を図り経口摂取が再開できるよう，多職種と連携した介入が必要となる．病院に勤務する歯科衛生士は，口腔の健康に寄与する職種として，こうし

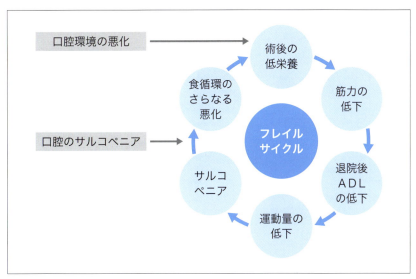

図Ⅱ-1　周術期におけるフレイルサイクル

た超高齢社会における新たなニーズに応える必要がある．

3　総合病院における歯科医療

　総合病院は，多くの医療職種が働く職場であり，各職種がその専門性（プロフェッショナリズム）を最大限に活用し，患者の社会復帰を目指している．一般的に総合病院とは，許可病床数100床以上で多数の診療科を含む病院を指し，その地域の中心的な医療機関であることが多い．しかしその形態は多様で，それぞれの病院が担う役割により求められる歯科医療が変わる．ある疾病に罹患すると，患者は急性期から回復期を経て，その後在宅や施設などで過ごす維持期，そして最終的には看取りの段階である終末期へと移行する（図Ⅱ-2）．そこで提供される歯科医療は，治療とリハビリテーション，ケアに大別され，それぞれの時期で求められるニーズの比重が異なる．

　2018年（平成30年）度の歯科診療報酬改定では，口腔機能管理の対象は，脳卒中や人工股関節置換手術にも広がったが，がん治療の口腔領域の合併症に対する支持療法として始まった背景から，現在広く実施されているのは急性期病院の歯科・口腔外科である．急性期病院で働く歯科衛生士に求められるニーズは次の3つである．

① 特殊歯科疾患（口腔外科疾患）の歯科診療補助業務
② 院内患者の口腔健康管理
③ 食支援を目的とするチーム医療（栄養サポートチーム（NST：Nutrition Support Team）への参画

① 歯科を有する病院の多くは，歯科・口腔外科を標榜しており，地域医療機関からの紹介患者の治療が主な業務となる．したがって病院歯科では，一般歯科診療所で治療が困難な口腔外科疾患，特に抜歯術を行う機会が多く，歯科衛生士は，難抜歯や全身疾患を有する患者の診療補助が重要な業務となる．また，かかりつけ歯科医がいない場合や入院中の患者の応急処置として，一般歯科治療を行うこともあり，全身の状態を理解しながら歯科診療補助に携わる必要がある．

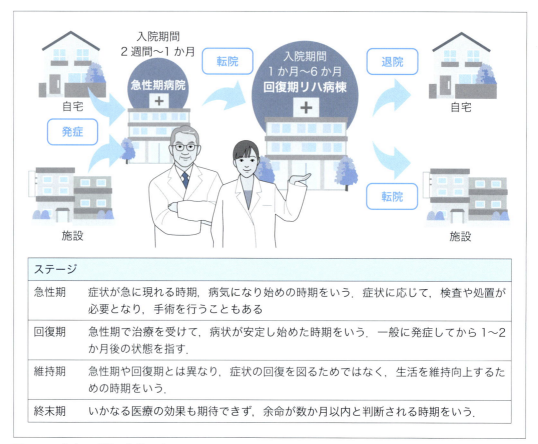

図Ⅱ-2 病院の形態と患者の流れ

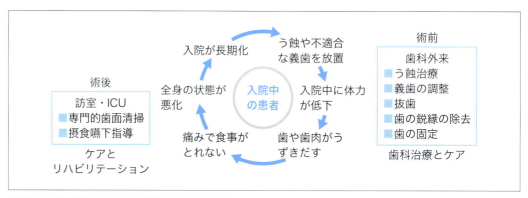

図Ⅱ-3 周術期における口腔健康管理の意義

② 周術期とは，手術（治療）を含め，その前後を含めた一連の入院期間のことをいう．現在多くの病院歯科では，入院患者に対し，合併症の予防や誤嚥性肺炎の発症防止の目的で周術期口腔機能管理が行われている．総合病院に入院し，治療を受けると免疫力低下によって口腔感染巣の急性症状が引き起こされることがある．う蝕や歯周病を放置して手術に臨むと，術後に痛みを生じて食事が摂れなくなり，全身状態が悪化して入院が長期化する（図Ⅱ-3）．これらを回避するためには，歯科医師と歯科衛生士が術前は歯科治療とケア，術後はケアとリハビリテーションを主体とした歯科的な介入をする必要がある．

③ 歯科衛生士が参画するチーム医療の目的は食支援にある．現在病院において，栄養療法が術後の患者の体力を早期に回復し，疾病の治癒を図るきわめて重要な療法である

ことが認識されている．多くの病院で，多職種がそれぞれの専門的知識と技術を活かし，患者の栄養状態をサポートするチーム NST が発足している．NST は，医療の分野で歯科医療を還元できるきわめて重要な歯科業務である．チームが週に1回，個々の患者の栄養状態を把握するため，食事を摂取している状態を観察する，いわゆるミールラウンドを実施する．そこに歯科衛生士が参加し，口腔清掃状態，栄養経路，食形態，摂食嚥下リハビリテーションの実施状況，義歯の状態などを多職種とともに多面的に評価する．そして，必要に応じて歯科医師と歯科衛生士が介入し，口腔健康管理を行う．したがって，歯科衛生士が食支援を介したチーム医療に参画する意義はきわめて高い．

4 地域包括ケアシステムとは

地域包括ケアシステムの概念が誕生した背景には，我が国における急速な少子高齢化に対応した医療制度の改革が根底にある．環境の変化に適応することが難しい高齢者は，可能な限り住み慣れた地域や自宅で日常生活を送ることが望まれる．また，地域内で要介護高齢者を効率良くサポートするためには，家族や地域の医療機関，介護施設が連携し合うシステムづくりが必要になる．そこで，地域における「住まい」，「医療」，「介護」，「予防」，「生活支援」の5つのサービスを一体的に提供できる体制を構築しようというのが，地域包括ケアシステムの基本的な考え方である．その中で，病院はまぎれもなく医療の分野でその中核の役割を示す（図Ⅱ-4）．

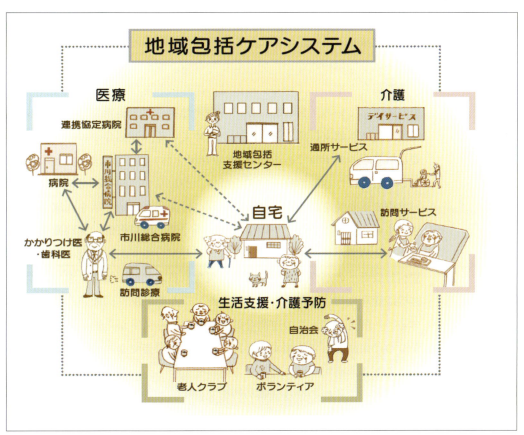

図Ⅱ-4　地域包括ケアシステムの概要（例）

2000年（平成12年）に介護保険制度が創設されて以来，要介護者で介護サービスを利用する人は着実に増加し，2025年以降は，高齢者の医療や介護の需要が爆発的に増加するといわれている．2005年（平成17年）の介護保険法改正で，「地域包括ケアシステム」という用語が初めて登場し，地域住民の介護や医療に関する相談窓口「地域包括支援センター」が設置された．その後2011年（平成23年）の同法改正で，自治体に地域包括ケアシステム推進および構築が義務化された．地域包括ケアシステムは，地域の実情や特性に合った体制を整備していくものであり，全国一律ではなく，各地域が目指すケアシステムを計画する必要がある．また，ここでいう「地域」とは，おおむね30分以内に移動できる日常生活圏域を指し，高齢者が健康に関わる安心・安全なサービスを24時間毎日利用できることを目指す．病院歯科に勤務する歯科衛生士は，院内の口腔健康管理だけでなく，退院後の歯科医療支援の一環として，逆紹介による病病連携あるいは病診連携を円滑にマネージメントする能力が求められる．

❺ 切れ目のない歯科医療の提供（歯科衛生士間の業務連絡）

地域包括ケアシステムを推進するためには，院内完結型から地域完結型医療への転換が必要となる．今後は，退院後の病院間あるいは一般診療所との歯科連携を構築して，地域で切れ目のない歯科医療を遂行する必要がある．総合病院に勤務する歯科衛生士は，院内で口腔健康管理を実施した後も，引き続きかかりつけ歯科あるいは訪問歯科に勤務する歯科衛生士に患者の退院時の状況を伝え，継続した口腔健康管理を引き継ぐ必要がある．

病院歯科では，前述のように抜歯術を行う頻度が高い．周術期口腔機能管理などで抜歯した後に欠損補綴を行わずに退院させ，そこで治療を終了させてしまうと咀嚼機能の低下を招く．すなわちそれは，術後の体力低下と噛み合わせの崩壊によるフレイルサイクルの開始を意味する．病院歯科に勤務する歯科医師あるいは歯科衛生士は，院内で口腔健康管理を完結してはいけないということになる．近年，地域医療において病院から一般診療所への逆紹介を推進している．これは，高齢化が進む中で大病院での医療の集中を防ぐことを目的としている．具体的には，各病院で紹介率と逆紹介率の一定の基準を満たしている病院を地域医療支援病院として国が定めている．逆紹介率の向上は，現在病院歯科でも重要な取り組みの1つである．口腔健康管理を行い，退院が決まるとかかりつけ歯科医を持っている患者には継続治療の依頼を行い，かかりつけ歯科医を持たない患者は，退院後の歯科治療の重要性を説明し，新規かかりつけ歯科医へ紹介状を作成する．全身的なリスクの高い患者の歯科治療は，一般歯科診療所で働く歯科医師，歯科衛生士にとって日常診療に加え，負担のかかる歯科業務となる．したがって，ある程度の受け入れ態勢が整った一般歯科診療所への紹介が必要となる．現在，日本歯科医師会主導で開催している，周術期口腔機能管理に対する講習会を受講した，がん患者歯科医療連携登録歯科医制度が普及している．一例として，この連携登録医を地域のリストから適切な一般歯科診療所を探し，かかりつけ歯科として依頼すると良好な連携が期待できる（図Ⅱ-5）．

このとき，病院歯科に勤務する歯科衛生士も，一般診療所に勤務する歯科衛生士に退院時の口腔衛生状態や全身状態の情報を伝え，連携していくことが望まれる．その手段の1つとして，日本歯科衛生士会が監修した「歯科衛生士連絡書」の活用があげられる．これは歯科医師の周術期口腔機能管理計画に基づき，病院と一般診療所の歯科衛生士が情報共

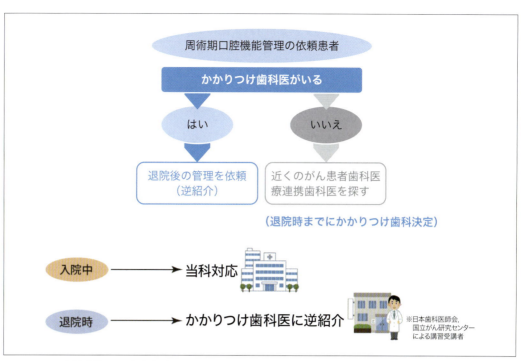

図Ⅱ-5 口腔健康管理の院内完結型から逆紹介を介した地域完結型への転換

有するために作成された書類である．この情報をもとに一般診療所の歯科衛生士が対応していくことができれば，患者は地域に戻ったあとでも同様の専門的口腔衛生処置を継続して受けられることとなる．このように，病院歯科で働く歯科衛生士は，地域完結型医療の実現に向け，逆紹介先の歯科衛生士と連携し口腔健康管理が継続される手段を構築していくことが求められている．

歯科衛生士連絡書は，日本歯科衛生士会のHP（https://www.jdha.or.jp/topics/20170401_4.html）よりダウンロードできる．

文献

1) 厚生労働省：平成28年度版厚生労働白書−人口高齢化を乗り越える社会モデルを考える− https://www.mhlw.go.jp/wp/hakusyo/kousei/16/dl/all.pdf
2) 日本老年歯科医学会学術委員会：高齢期における口腔機能低下−学会見解論文2016年度版−．老年歯，31：81-99，2016．

（野村武史）

2 がん患者の周術期管理

1 はじめに

　周術期とは，手術の前から術後までの一連の期間の総称である．がん患者に限らず，周術期にはさまざまなリスクが潜んでおり，患者に手術を安全に乗り切ってもらうために，われわれ医療者がそのリスクを察知，評価し適切に対応することが重要である．リスクには，術前から対応が必要な場合があり，手術の方法や内容に伴うものだけではなく，併存症や習慣，体格，精神状態，年齢などの患者側の因子がある．

　がん患者が安心して手術を受け，周術期を乗り越えるためには，医師，看護師だけではなく，周術期チーム医療の中で歯科衛生士を含めたメディカル・スタッフの役割が大きい（図Ⅱ-6）．がん患者の周術期のケアやサポートを行うためには，がんの基礎知識，ならびにがんに対する標準的な手術の知識も求められる．

　本項では，わが国の5大がんとされる胃，大腸，肝，乳，肺がんを中心にして，外科臨床の現場で行われている周術期の問題，リスクやその予防法，治療などの実際を解説する．この理解の上に立って，歯科衛生士が外科で手術を受けるがん患者に対して，より良い周術期口腔機能管理を行うことが期待される．

2 がんの基礎知識

1 がんとは

　日本人ががんにかかるリスクは，統計から男性では63％，女性では47％と推計されており，日本人は，一生のうちに2人に1人は何らかのがんにかかる．すなわち，がんは

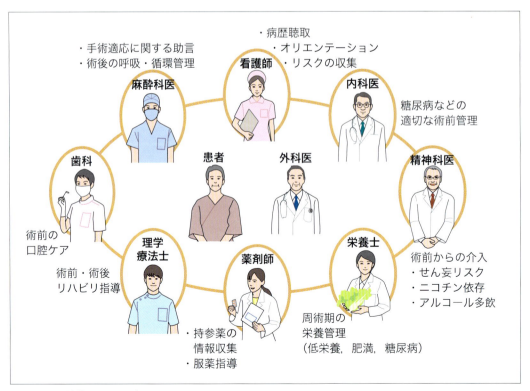

図Ⅱ-6　周術期チーム医療

誰でもなる可能性のある身近な病気といえる．

　がんは，ヒトの遺伝子に傷がつくことにより引き起こされる病気であり，がんが発生し大きくなるまでには，さまざまな要因が長い年月にわたり関係している（図Ⅱ-7）．遺伝子に異常を生じさせる原因として次の5つが考えられている．最も多いのが，自然に生じるDNA複製エラーであり，次いで，発がん物質（細胞傷害性・炎症性），放射線（紫外線を含む），発がん物質（DNA直接傷害性），ウイルス起源がん遺伝子の導入である．

　さて，がん，癌，ガンには，その意味するところに違いがある．「悪性腫瘍」には，癌腫と肉腫の2つがあり，癌腫には胃癌，大腸癌，子宮癌，前立腺癌，などがあり，肉腫には骨肉腫，脂肪肉腫，筋肉腫，などがある．医学的には，「癌」は「癌腫」を指し，「癌」には肉腫や白血病などは含まれない．「がん」と表記した場合には，「がん」は，「悪性腫瘍」とほぼ同義で，「悪性新生物」ともよばれる．すなわち，「がん」＝「悪性腫瘍」＝「悪性新生物」であり，「がん」には，癌（＝癌腫），肉腫，白血病，リンパ腫などのすべてが含まれる．「がん」≠「癌」ということになる．一方，カタカナで表記される「ガン」は，医学分野では使用されない．

　ひと昔前までは，「がんは不治の病」といわれていたが，がん医療は飛躍的に進歩している．2006～2008年にがんと診断された人の5年生存率は，62.1%（男性59.1%，女性66.0%）であり，現在ではがんにかかっても患者の60%以上は治る．部位別では，乳房（女性），子宮，前立腺が治りやすく（5年生存率が高く），食道，肝臓，肺，胆のう・胆管，膵臓，脳・中枢神経系，多発性骨髄腫，白血病は治りにくい（5年生存率が低い）．

　日本人の2017年（平成29年）の死亡数が多い部位は順に，男性では肺，胃，大腸，肝臓，膵臓，女性では大腸，肺，膵臓，胃，乳房であり，男女合わせると，肺，大腸，胃，膵臓，肝臓となる．一方，2014年（平成26年）のがん罹患数（全国推計値）が多い部位

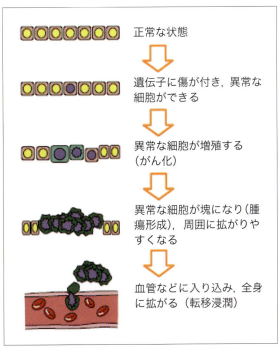

図Ⅱ-7　がんの発生と進行
国立がんセンターのホームページより

は順に，男性では胃，肺，大腸，前立腺，肝臓，女性では乳房，大腸，胃，肺，子宮，男女合計では，大腸，胃，肺，乳房，前立腺である．

2　がんに対する手術

　がんの治療には，手術，薬物治療，放射線治療，免疫治療がある．このうち，手術は，がんを外科的に切除する治療である．切除する範囲を小さくしたり，手術方法を工夫したりすることによって，体への負担を少なく，治療後の合併症を最小限にするように手術の方針が決められる．一般的には，どの部位のがんでも早い時期にがんを発見して治療すれば，苦痛の少ない小さな治療や手術でほぼ100%治る．

　患者の状態や手術の方法により，入院期間は異なるが，最近では入院期間が短くなる傾向にある．術後の回復が順調で退院となっても，必ずしも退院イコール完治ではなく，退院後に外来通院で経過を診ていくのが一般的である．また，早期のがんなどでは手術単独治療が行われる場合もあるが，進行がんに対しては，手術の前後に薬物療法や放射線治療を組み合わせることが多い．

❸ 術前の説明と検査

1　インフォームド・コンセント

　がん患者の診断が得られたら，がん患者へのインフォームド・コンセント informed consent から始まる．これは，頭文字を取って"IC（アイシー）"とよばれることがあり，「説明と同意」と訳される．治療の内容について良く説明を受けて十分理解したうえで（informed），患者が自らの自由意志に基づいて医療者と合意する（consent）ことである．

　治療（医療行為）を行う前に必ず病名，病状，それに対する治療の目的・方法を説明し，はっきりと伝える．治療は，治すために行うのか，治らないまでも延命を目的にするのか，など病状によって大きく異なった説明になる．手術を説明する際には，手術で期待される結果・利益・効果，予想される合併症・副作用・リスク（危険性），そして，治療期間，医療費，コストなどが含まれる．一方で，手術を受けなかった場合やその他の治療についても説明しなくてはならない．

　手術に同意が得られると，患者の術前評価を行う．心機能，呼吸機能，肝機能，腎機能に異常がないか，その他に貧血，凝固機能異常，糖尿病などの既往はないか，ステロイド剤などが投与されていないか，などを確認する．これらは，術中・術後の患者を診ていくうえで注意しておかなくてはならない手術のリスクであり，しっかりと把握して手術に臨み，手術後には患者を注意深く診ていかなくてはならない．また，これらに大きな異常がある場合には上述の IC の説明に必ず含めなくてはならない．

2　術前検査

　術前に行われる検査には，心機能検査として，心電図（ECG），胸部エックス線写真，心エコー（EUG）があり，不整脈や虚血性心疾患（心筋梗塞，狭心症，など）の既往に注意が必要である．

　肺機能検査には，胸部エックス線写真，呼吸機能検査（スパイロメトリー）がある．%肺活量（%VC）と1秒率（FEV1.0%）を測定することで，閉塞性換気障害（喘息，肺気腫，慢性閉塞性肺疾患（COPD）），および，拘束性換気障害（肺線維症，間質性肺炎）を診断する．術前に肺機能に障害があると診断された患者では，よりていねいな口腔ケアを行う

II 病院歯科の役割

表II-2 PS（Performance Status）…全身症状の医学的指標，評定尺度
（患者さんの日常生活の制限の程度を表す）

> 0：まったく問題なく活動できる．発症前と同じ日常生活が制限なく行える．
> 1：肉体的に激しい活動は制限されるが，歩行可能で，軽作業や座っての作業は行うことができる．
> 2：歩行可能で，自分の身の回りのことはすべて可能だが，作業はできない．日中の50％以上はベッド外で過ごす．
> 3：限られた自分の身の回りのことしかできない．日中の50％以上をベッドか椅子で過ごす．
> 4：まったく動けない．自分の身の回りのことはまったくできない．完全にベッドか椅子で過ごす．

ことで術後肺炎の発症の予防が期待される．

　肝機能検査では，血液生化学検査中のAST（GOT），ALT（GPT），LDH，γ-GTP，ビリルビンの他，アルブミン，コリンエステラーゼ，総コレステロールなどがあり，肝切除術前にはICG検査も行われる．腎機能検査では，血液生化学検査中のクレアチニン，尿素窒素（BUN），カリウム値に加えて，血清クレアチニン値，年齢，性別から推算されるeGFR（推算糸球体濾過量）がある．

3 全身状態

　患者の全身状態は，手術の結果や合併症の発生に影響を与える．したがって，手術を患者に行うかどうかを決定するには患者の全身状態を評価しなくてはならない．この評価方法にはいくつか種類があるが，PS（ピーエス）という評価方法が最も良く用いられている（表II-2）．

　全身状態が悪い（PSの値が大きい）患者では，予定していた手術を行うことのリスクが大きく，手術を途中で中止する必要が出てきたり，術後合併症が重症化したりしやすいことから，身体への負担の大きい手術が行えないことがある．

4 がんに対する手術

　がんに対する手術では，病巣を含めた臓器の切除に加えて，周囲リンパ節や血管，神経などが同時に切除されることがある．その範囲や程度はがんの進行度や拡がり具合によって決められる．切除した後には臓器特有の再建方法が行われる．

1 胃がんに対する手術

　胃がんに対する手術の代表的なものは，幽門側胃切除であり，胃体下部〜幽門部までの病変の場合に行われる．図II-8に，胃の切除する領域（範囲）と再建法のシェーマを示す．その他に胃全摘術，噴門側胃切除術，などがある．手術を従来の開腹によって行われる場合と，最近では腹腔鏡下手術で行われる場合が増えてきている．

2 大腸がんに対する手術

　大腸がんに対しては，図II-9のような病変部位に応じた切除，すなわち，結腸右半切除術，結腸左半切除術，S状結腸切除術，直腸切除術，直腸切除術などの術式が行われる．手術は，従来の開腹手術だけではなく，最近では腹腔鏡による腸切除術が主流となった．

　進行がんで腫瘍により腸閉塞をきたしている場合などでは，根治切除術を行う前に便の排出ができるようにする目的で，一時的人工肛門造設術を施行することがある．また，肛門を切除する直腸切断術では，永久的人工肛門造設が必要になる．

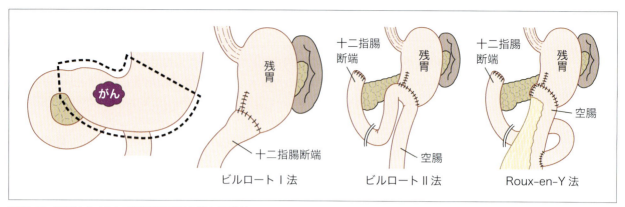

図Ⅱ-8　胃がんに対する幽門側胃切除術と再建法

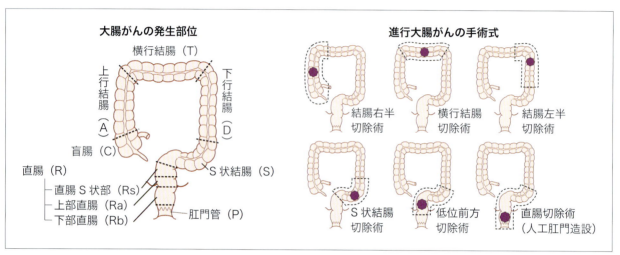

図Ⅱ-9　大腸がんに対する手術

　一方，胃や大腸・直腸の早期がんでは，消化管の内腔から内視鏡（ファイバースコープ）を用いて切除する内視鏡的切除が行われる．

3　肝がんに対する手術

　肝がんで最も代表的な肝細胞がんは，B型やC型肝炎，肝硬変を背景に発生することが多く，肝硬変の場合は肝臓を大きく切り取ることが困難なことがあり，治療は個数・大きさなど（病期）と肝臓の障害の程度を考慮して決められる．手術には，病変を周囲の肝臓とともに切除する肝切除術，腫瘍を特殊な針で直接穿刺するラジオ波焼灼術，がんに栄養を送っている肝動脈に抗がん薬を注入して血流を止める肝動脈化学塞栓療法などがある．肝切除は肝がんで最も根治性の高い治療法であり，図Ⅱ-10のような肝臓の解剖，血管走行などに沿って切除する系統的肝切除が行われる．

4　乳がんに対する手術

　乳がんに対して標準的に行われる手術は，乳房部分切除術（乳房温存術）であり，がんが乳房の大きさに対して小さく限局しており，余裕をもって切除しても温存した乳房の整容性が保てる場合に行われる．図Ⅱ-11は，右側上外側乳がんの場合の乳房部分切除術を示す．術後には温存乳房に対して放射線治療が原則必要となる．乳がんが大きく温存が不可能な場合や患者が温存を希望しない場合には乳房全切除術が行われる．大・小胸筋は

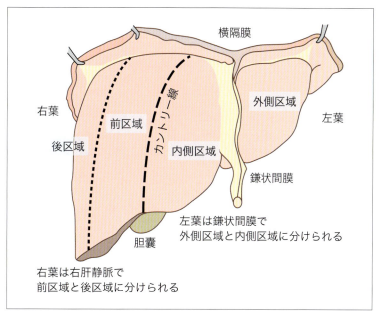

図Ⅱ-10　肝臓の解剖

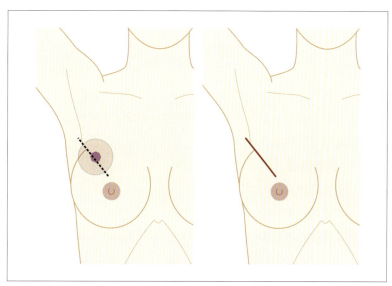

図Ⅱ-11　乳房部分切除術（右側上外側乳がんの場合）

温存し腫瘍と乳頭乳輪を含む皮膚を含めた全乳房を切除する．

5　肺がんに対する手術

肺がんの手術では，肺葉切除術が基本であり，図Ⅱ-12のような左上葉にできたがんでは上葉切除が行われる．腫瘍の範囲・大きさによっては2葉切除や肺全摘術が行われるが，肺は再生する臓器ではないので，残った肺機能を考えて切除は最小限にする必要がある．手術は皮膚（15〜20 cm），筋肉，肋骨の一部を切断し，肋骨の間を広げて行う開胸術が行われるが，現在では小さな創から内視鏡で手術する胸腔鏡手術が行われている．

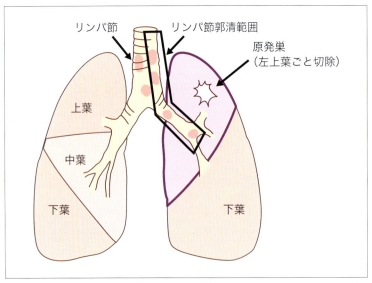

図Ⅱ-12　肺がんの手術・肺葉切除リンパ節郭清（左肺上葉にがんが局在している例）

5 術後の患者の経過，管理と合併症

1 手術の直後

手術室から集中治療室（ICU，HCUなど）・回復室に移送して，集中的に呼吸や血圧，意識などの状態について管理される．その後，状態が落ち着いたら一般病室で術後の管理を継続する．術直後には，酸素マスク，輸液ライン，血圧・心電図モニター，経鼻胃管などが取り付けられた状態であり，創の痛み，臥床による腰背部・肩の痛みやしびれ，嘔気・嘔吐などの症状がある．

2 術後管理

術後管理の目的は，
①手術侵襲からの回復をできるだけ速やかにする
②術後合併症を予防する
③万一術後合併症が発生した場合には，早期発見して治療を開始する
ことである．

一般的な術後管理として，生命に関わる最も基本的な4つの指標である心拍数，血圧，呼吸（数），体温をバイタルサイン（vital sign）とよび測定する．継続的，定期的にこれらの指標を数値化して測定することをモニタリングといい，自動で測定記録する器械がモニターである．さらに，尿量を一定に時間間隔で測定し，最近では，パルスオキシメーターによる動脈血酸素飽和度（SpO_2）を測定する．これらの指標を5つ目，6つ目のバイタルサインとして含めることがある．患者を注意深く観察し，患者からの訴えに注意して，バイタルサインの数値を参考に，呼吸管理，循環・輸液管理が行われる．

同時に，疼痛管理，および手術創部のケアも重要な術後管理である．術後の鎮痛には，オピオイド，局所麻酔薬，非ステロイド性消炎鎮痛薬（NSAIDs）などが，手術部位や患者の状態に応じていろいろな経路から患者に投与される．胸・腹部手術では，オピオイドや局所麻酔薬による硬膜外鎮痛（持続硬膜外注入）が広く行われ，オピオイド皮下注・筋注・静注やアセトアミノフェン静注なども行われる．近年，胸・腹腔鏡による手術が増加

II 病院歯科の役割

表II-3　5大がんの手術と主な合併症

胃がんに対する胃切除術	縫合不全，吻合部狭窄，ダンピング症候群など
大腸がんに対する結腸・直腸切除術	縫合不全，吻合部狭窄， 創・骨盤腔感染，人工肛門壊死・脱落， 排尿・排便・性機能障害など
肝がんに対する肝切除術	胆汁漏，胸・腹水，腹腔内出血， 黄疸，肝不全など
乳がんに対する乳房切除術	リンパ漏・リンパ浮腫， 腕や肩の運動障害やしびれ感， 手術創部の皮膚の知覚障害
肺がんに対する肺切除術	肺瘻，膿胸，胸膜炎， 嗄声（させい，声のかすれ）など

しており，開胸や開腹手術は減少し，手術方法と創の大きさの変化に伴って，患者の術後疼痛が軽減し術後鎮痛方法も変化し，創傷ケアも少なくなっている．術後患者の疼痛軽減による効果として，咳嗽や排痰がしやすくなり無気肺や肺炎の予防，および早期離床が可能になり，腸管運動が促進され褥瘡の防止にもつながる．

3　術後合併症

手術が無事に終わっても，その後に以下のような合併症が起こることがある．

①感染：表層感染（創感染），深部・体腔内感染

②出血：手術創からの出血，体腔内出血

③無気肺：気管支が詰まって肺の一部に空気が入っていない状態．疼痛があり動けない，咳ができないなどのため，喀痰をうまく出せずに発生することがある

④肺炎：気管内挿管による全身麻酔の影響で肺炎が起こりやすい．特に，喫煙者では多くなりがちである

⑤肺塞栓症：主に脚の深部静脈に生じた血栓が血流で運ばれ肺の動脈を塞ぐ．エコノミー症候群

⑥心合併症（心不全，心筋梗塞，狭心症など）

⑦脳合併症（脳梗塞，脳出血など）

この他に，手術によってそれぞれ特徴的な合併症が見られる（表II-3）．

⑥　術後合併症の予防と対処法

1　感染と出血

術後の発熱や創部の変化を注意して観察することで創感染や深部・体腔内感染の発見につなげることができる．また，手術時に留置されているドレーンからの出血だけではなく，貧血の進行や血圧と心拍数の変化から術後体腔内出血を診断できる．深部感染や出血が疑われた場合には超音波検査やCT検査が行われる．

2　肺合併症

肺炎や無気肺などの術後肺合併症は喫煙者に多く認められることから，術前の禁煙を厳重に行うことが重要である．呼吸機能に障害がある場合には術前の呼吸訓練を行う．術後には，気管内挿管全身麻酔後の呼吸機能の低下，経鼻胃管による咽頭知覚の低下および高

齢，創痛，意識レベル低下による咳嗽力の低下などの理由により誤嚥・誤飲が起きやすくなっている．したがって，術後肺合併症の予防には，受動・能動的な体位変換と早期離床を図り，ネブライザーを適宜使いながら咳嗽，喀痰排出を促すようにする．患者の喀痰培養を適宜行って，適切な抗生剤を選択して投与し早期に肺炎の治療を行う．

3　肺塞栓症[1]

胸の痛みや呼吸苦，血痰などの症状の見られることがあるが，術後には自覚症状のないまま突然，顔面蒼白，冷汗，頻脈などのショック症状が現れたり，意識がなくなったり，突然死の原因となる場合もある．この予防には，下肢静脈に血栓ができないようにすることが最重要であり，2018年（平成30年）に新たなガイドライン[1]が公表され，がんに対する手術は中等度以上の危険因子とされている．ヘパリン製剤などの投与や弾性ストッキング，間欠的空気圧迫法などを行う．本症が疑われる場合には，直ちに胸部エックス線検査，心電図，血液ガス分析，足の静脈の超音波検査に加えて，胸部から足までの全身CT検査を行う．治療には，血栓溶解療法，抗凝固療法，下大静脈フィルター留置，血栓を直接除去するカテーテル治療や外科的血栓摘除術を行う．

7　まとめ

手術を受けるがん患者の周術期にかかわる歯科衛生士の皆さん一人ひとりは，がん治療チームの専門家の一人でもある．外科医師や看護師とは異なった専門知識と技術をもってチーム医療の担い手となっていただきたい．

本章では，そのチームの一員として理解しておかなければならない「がん患者の周術期管理」の知識や，がん，特にわが国の5大がんに対する標準的な手術の知識をもとにして，その周術期に見られることのあるリスク，症状，検査，診断，予防法，治療などの実際を解説した．

歯科衛生士の皆さんがこの理解のうえに立って，がん患者のより近くに寄り添い周術期口腔機能管理を行っていただくことで，がん患者とご家族が安心して手術に臨めるようになり，質の高いがん医療を受けられることを願っている．

文献

1）伊藤正明：肺血栓塞栓症および深部静脈血栓症の診断，治療，予防に関するガイドライン（2017年改訂版）Guidelines for Diagnosis, Treatment and Prevention of Pulmonary Thromboembolism and Deep Vein Thrombosis（JCS 2017）：2018.

（松井淳一）

脳卒中患者の口腔健康管理，口腔機能管理

　脳梗塞，脳出血，くも膜下出血の総称が脳卒中である．頭部 CT，MRI にて診断し，薬剤治療，外科手術，脳血管内治療（カテーテル手術）などの治療手段を選択する．呼吸状態が悪い場合には，気管内挿管，人工呼吸器管理が必要となる患者もいる．脳卒中の発症は突然で，意識障害，顔面，口腔運動を含む運動麻痺，知覚障害，失語のため口腔機能障害を伴うことが多く，口腔衛生状態は発症後すぐに悪化するため，早期からの口腔健康管理が必要である．脳卒中患者に関する口腔健康管理は，口腔内の清潔を保ち，機能障害からの回復を支援するため，その重要性と必要性が認識されている．本稿では，脳卒中患者の口腔健康管理，口腔機能管理について概説する．

1 口腔健康管理（図Ⅱ-13）

　口腔健康管理は，口腔機能管理，口腔衛生管理，口腔ケアに分類される．口腔機能管理は摂食，咀嚼，嚥下，構音，審美性，顔貌，唾液分泌といった口腔機能の維持・回復に関わる歯科医療行為[2,3]，口腔衛生管理は専門的口腔清掃を目的とした口腔の衛生管理である．口腔ケアは，歯科専門職以外でも可能な日常的な口腔清潔（口腔清拭，歯ブラシ等の保管，義歯の清掃・着脱・保管，歯磨き等）と食事への準備（嚥下体操，唾液腺マッサージ，舌・口唇・頰粘膜ストレッチ訓練，姿勢調整，食事介助など）である．脳卒中患者は，口腔内汚染と機能障害を生じることが多く，口腔健康管理により，口腔清掃に努め，口腔機能の維持・回復を目指す必要がある．

　口腔ケアは，患者本人あるいは介護担当者が行う口腔清拭，口腔清掃，保湿，口腔の観察である．身体が健康な場合，患者本人あるいは介護担当者による口腔ケアによって口腔の健康が維持される．しかし，病気に罹患すると，口腔ケアが困難になる場合や患者本人

口腔健康管理				
口腔機能管理	口腔衛生管理	口腔ケア		
^	^	口腔清潔等	食事への準備等	
摂食機能療法	バイオフィルム除去	口腔清拭	嚥下体操
歯周関連処置	歯間部清掃	歯磨き	唾液腺マッサージ
う蝕	口腔内洗浄	義歯清掃	舌・口唇・頰粘膜ストレッチ
感染根管	舌苔除去		姿勢調整
口腔粘膜炎	歯石除去		
抜歯			
義歯調整			
歯科専門職		歯科専門職	
^	^	歯科専門職以外	

図Ⅱ-13　口腔健康管理の分類（表Ⅱ-1 も参照）

（日本歯科医師会雑誌 69（4）：286-287，2016 より）

口腔健康管理は，口腔機能管理，口腔衛生管理，口腔ケアに分類される．口腔機能管理と口腔衛生管理は，歯科医師・歯科衛生士の歯科専門職にて行われる．口腔ケアは，歯科専門職のほかに看護師など歯科専門職以外の医療者，患者本人や介護担当者にて行われる．

あるいは介護担当者による口腔ケアだけでは口腔の健康が維持できなくなる場合が多い．口腔衛生管理は，歯科医師・歯科衛生士といった歯科医療の専門職にて行われる PMTC (professional mechanical tooth cleaning)，すなわちバイオフィルム・デンタルプラーク除去，歯間部清掃，口腔内洗浄，歯石除去，舌苔等粘膜の清掃と保湿ケアなどである．口腔機能管理は，抜歯，義歯調整，う蝕，感染根管，口腔粘膜炎の治療など歯周関連処置と，アイスマッサージ，口唇閉鎖・口腔周囲のマッサージ，舌運動訓練，呼吸訓練，喀出訓練といった摂食嚥下機能療法による口腔機能の維持・回復である．図Ⅱ-14 a-d に脳卒中患者の口腔内写真を提示する．脳梗塞発症2週後，意識障害が遷延，食事は経鼻経管栄養の状態である．看護師にて日常的な口腔清潔が毎日，歯科衛生士にて専門的口腔清掃（口腔衛生管理）が週2回，歯科医師による診察が週1回行われている．図Ⅱ-14 a, b は，専門的口腔清掃直前の口腔内写真である．日常的な口腔清潔が連日施行されているにも関わらず，口腔内汚染が認められる．矢印は硬口蓋，＊は舌に付着，乾燥した痂皮である．

図Ⅱ-14 c, d は，専門的口腔清掃施行直後の口腔内写真である．痂皮は乾燥して粘膜に強固に付着しているので，保湿剤などで十分に加湿するなど専門的手技を用いて除去した．粘膜の色調も改善している．

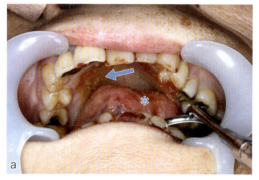
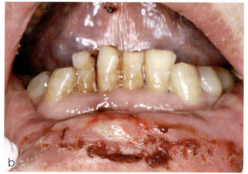

図Ⅱ-14a, b　脳梗塞発症後2週間の口腔状態
歯科衛生士による専門的口腔清掃直前の口腔内写真である．日常的な口腔清潔が連日施行されているにも関わらず，口腔内汚染が認められる．矢印は硬口蓋，＊は舌に付着，乾燥した痂皮である．

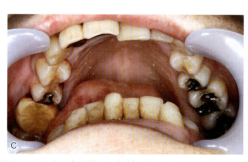
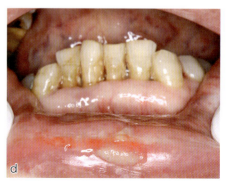

図Ⅱ-14c, d　専門的口腔清掃施行直後の口腔内写真
痂皮は乾燥して粘膜に強固に付着しているので，保湿剤などで十分に加湿するなどの専門的手技を用いて除去した．粘膜の色調も改善している．
（患者家族へ本稿掲載のための写真撮影について説明，文書による承諾を得ている）

2 脳卒中患者に対する口腔健康管理の意義[16]

1 継続的な口腔健康管理を行うと，咽頭細菌数が減少する

歯や義歯に存在する細菌は，バイオフィルムという細菌が産生する多糖体で形成された細菌を包むフィルムとして存在する．起床時の口腔内違和感や口臭は，就寝時には口の動きが停止し唾液分泌が低下して口腔細菌が増加するからである．バイオフィルムは台所の流しや配水管のヌルヌル汚れのイメージであり，ポビドンヨード（イソジン®）の含嗽では除去しきれないため，口腔衛生管理による機械的な除去が必要である[4]．自力で日常的な口腔清潔ができない脳卒中患者では，プラークに加えて痰が舌や口蓋にこびりつき口腔内の細菌数が増加するが，持続的な口腔ケアは細菌数を減少させる[5]．

2 継続的な口腔健康管理は，誤嚥性肺炎を予防する[6,7,8,17]

厚生労働省の報告によると日本人の死因は第1位悪性新生物，第2位心疾患　第3位肺炎，第4位脳血管疾患（つまり脳卒中）である．唾液や食物の誤嚥に起因する誤嚥性肺炎は，口腔内に存在する細菌が原因となる．口腔健康管理にて口腔内の細菌数が減少すると誤嚥性肺炎の発症も減少することが報告されている[7]．1999年Lancet誌に，老人施設における2年間にわたる介入調査の結果，口腔健康管理施行により肺炎の発症率が40%低下し，肺炎による死亡率は50%減少したと報告された[6]．以降，発症当初からの積極的な口腔健康管理が肺炎予防に有効であるという報告が続いている[8]．脳卒中患者は口腔機能が低下することが多く，口腔衛生が維持できないため誤嚥性肺炎発症のリスクも高い．

3 専門的口腔ケアにより要介護者の認知機能低下を予防する[9]

認知機能の維持された介護老人福祉施設の入所者に対して，無作為に器質的および機能的口腔ケアを組合せた専門的口腔ケア群と対照群の2群に分けて認知障害評価ツールであるMMSE（mini mental state examination）にて評価を行った．2年後の評価で，口腔ケアを行った群では対照群に比べて認知障害の進行が抑制されていた．

4 口腔健康管理により要介護者の栄養状態が改善された[10]

口腔内汚染があり，機能障害がある場合には，食事の経口摂取にも支障があり，低栄養の原因となる．したがって，口腔健康管理によって口腔機能の向上が得られれば，栄養障害が改善されることが予想された．義歯使用者の咬合支持能力の回復した結果，食事摂取状況が改善して血清アルブミン値が上昇した[10]．

5 歯周病，口腔細菌がアテローム動脈硬化と関連がある[11,12]

アテローム動脈硬化の危険因子は，肥満，高脂血症，高血圧，糖尿病や喫煙であることが知られているが，近年，歯周病も危険因子の1つであることが疫学調査などから知られている．下肢閉塞性動脈硬化症のプラークから歯周病菌DNAが検出されることから，その発症機構としては，歯周病菌が遠隔臓器に血行性に局所転位したためと考えられている．一方で，歯周病炎症局所から産生されるエンドトキシンや，炎症性サイトカイン等の液性因子が全身的に作用し，遠隔的に動脈硬化・虚血性心疾患を誘発するというメカニズムも報告されている．歯周病，口腔細菌がアテローム動脈硬化と関連があれば，口腔健康管理により歯周病が減ることでアテローム動脈硬化を予防できる可能性がある．

3 脳卒中患者の口腔衛生管理の特殊性[16]

前述の通り脳卒中患者は，意識障害，運動麻痺，知覚障害といった障害のために患者自

身による口腔ケアが十分でない場合が多く，看護師による口腔ケアが行われるが，十分な口腔清潔状態が維持できないため，歯科医療の専門職による口腔衛生管理で補完をめざす．健常者と同等レベルの口腔清潔状態をめざすためには以下のような工夫が必要となる[13]．①感染予防対策として，口腔ケアの前に口腔周囲や鼻腔の清掃を行う，②口腔内の十分な観察，③機能障害のため，うがいの不可の場合には歯磨剤を使用しない，④経口摂取をしていない患者の場合，歯以外の口蓋や舌粘膜にも汚れが付着するため注意して念入りなケアを行う，⑤口腔内の保湿に注意を払う．唾液分泌が抑制されて口腔内が乾燥すると汚染や感染の原因となる，⑥単に口腔内を清掃するだけでなく，口腔機能管理を意識した口腔衛生管理を行う．

❹ 脳卒中による症状に応じた口腔衛生管理，口腔ケア[14, 15, 16]

口腔衛生管理，口腔ケアにおける全般的な注意点は，①安全，②安楽，③短時間，④効果的が基本であるが，以下のように症状に応じた対応が必要となる．

1 バイタルサインが不安定である

血圧，脈拍数，呼吸数，体温，意識レベルなど，生命維持に関連する生体の指標をバイタルサインという．血圧や安静度（ベッド上でのリクライニング制限）については主治医の指示範囲内で口腔衛生管理，口腔ケアを行う．重篤な不整脈，不安定な呼吸状態（大量の酸素が投与されているなど）の場合には，安定するまで待つ，あるいは複数のスタッフで呼吸介助を行いながら実施する．

2 片麻痺がある

片麻痺がある場合，顔面，口腔内にも麻痺があることが多く，誤嚥を予防するための工夫が必要である．側臥位で口腔衛生管理，口腔ケアを行う場合には，麻痺側を上に，健側を下にする．座位で口腔衛生管理，口腔ケアを行う場合には，ベッドの頭側ギャッジアップ30〜45度として麻痺側には体位固定用枕やタオルを入れて体位を保持する．頭部は誤嚥を防ぐために後屈させないようにする．口腔内を洗浄する場合には，洗浄液を麻痺側から健側へ流して誤嚥を防ぐ．患者自身による口腔ケアを介助する場合，歯ブラシの持ち手を太くして握りやすくするなど加工する．

3 半側空間無視がある

大脳半球障害が原因で，片側の空間にあるものが認識できなくなる症状を，半側空間無視という．たとえば，右半側空間無視の場合には，お膳の右半分が認識できないため全部食べたつもりでもお膳の右半分の食事には手をつけないということが起こる．患者自身による口腔ケアにおいては，歯ブラシは見えるが隣においてあるコップは認識できない，ブラッシングも片側だけ行うという症状がみられる．介助を行う場合には，患者が認識できる側に位置して声がけや助言を行う必要がある．

4 その他

開口障害がある，病状や再発予防のために投薬されている薬剤の影響で易出血性である，口腔内乾燥が強い，気管内挿管中・人工呼吸器管理中である，など口腔衛生管理，口腔ケアに支障をきたす状態の場合には，医師，歯科医師，言語聴覚士と相談の上で，適切な工夫をする必要がある．

5 脳卒中患者の口腔健康管理における連携

前述のように脳卒中患者は患者自身で口腔ケアを行うことができないことが多く，口腔ケアを看護師などが担うこととなる．頻度は少なくても定期的に歯科医師・歯科衛生士による口腔機能管理，口腔衛生管理を行い，う蝕の応急処置や歯石除去など口腔環境の整備を行うことで，毎日の看護師による口腔ケアを簡略化することができる．看護部門と歯科衛生部門のスムースな連携が脳卒中患者の口腔健康管理には必要である．脳卒中患者は，急性期病院での治療後に回復期リハビリテーション病院へ転院してリハビリテーションを行い，自宅退院あるいは療養病院・施設へなどと拠点が移る．拠点が変わった後に口腔健康管理に関する診療情報が，医療職へスムースに伝達される必要があり，地域連携パスなど病院・施設間連携のツールをうまく使うことが求められる[2]．

6 当院脳卒中患者への口腔健康管理

東京歯科大学市川総合病院では 2005 年（平成 17 年）に脳卒中センターが開設された．2006 年（平成 18 年）1 月から，歯科・口腔外科へ診療依頼のあった脳卒中患者に対して歯科医師，歯科衛生士による介入を開始した．2008 年（平成 20 年）1 月からは「脳卒中摂食嚥下パス」と称して，入院直後より歯科を中心に多職種で脳卒中患者に対して口腔健康管理や摂食機能療法を積極的に行う取り組みを開始し，現在に至る（図Ⅱ-15）．2009 年（平成 21 年）7 月より千葉県内共通の地域連携パス事業の一環として千葉県共用脳卒中地域連携パスの運用が開始された．2010 年度（平成 22 年度）からは千葉県共用脳卒中地域連携パスに歯科シートが追加され，急性期病院，回復期リハビリテーション病院，療養施設，地域生活期の間で情報共有，病病連携，病診連携に取り組んでいる[16]．

「脳卒中摂食嚥下パス」では，脳卒中入院患者全員に対して嚥下スクリーニングを行い，歯科医師，歯科衛生士，言語聴覚士が介入する．まず，歯科医師が専門的な診察，評価を行い，必要と判断した患者には摂食嚥下チームの介入を開始し，歯科医師が口腔機能管理を，歯科衛生士が口腔衛生管理，口腔ケアを実施，病棟看護師が一部の口腔ケアを実施する．介入不要と判断されるのは，軽症脳卒中あるいは救命が困難な重症脳卒中のみである．介入不要と判断された患者に対しても，歯科医師による専門的な診察，評価は必ず 1 回は行われる．歯科医師の診察は最低週 1 回，歯科衛生士による口腔衛生管理は必要度に応じて週 1〜3 回継続的に行われる．当院では，摂食嚥下チームは NST（栄養サポートチーム）の一部門である．担当歯科医師の判断に加えて，週 1 回の摂食嚥下チーム（医師，歯科医師，歯科衛生士，言語聴覚士，看護師，薬剤師，管理栄養士からなる NST チーム）の回診時に嚥下内視鏡検査（swallowing videoendoscopy：VE），嚥下造影検査（swallowing videofluorography：VF）施行の要否，口腔衛生管理の頻度や食形態の変更を行っている．VE，VF は，歯科医師，耳鼻咽喉科医師，歯科衛生士，言語聴覚士がチームを組んで実施，評価を行う．人工呼吸器装着中には RST（呼吸サポートチーム）と連携して，歯科医師，歯科衛生士が口腔機能管理，口腔衛生管理を行い，口腔ケアを担当する看護師へアドバイスする．急性期病院である当院から回復期リハビリテーション病院への転院，あるいは自宅・施設への退院時には，千葉県共用脳卒中地域連携パスの「歯科シート」に歯科診療，口腔内環境を記載して次期担当の歯科医師，歯科衛生士へ情報提供が行われる．千葉県共用脳卒中地域連携パスの歯科シート（図Ⅱ-16）には，歯科医師の診察結果すな

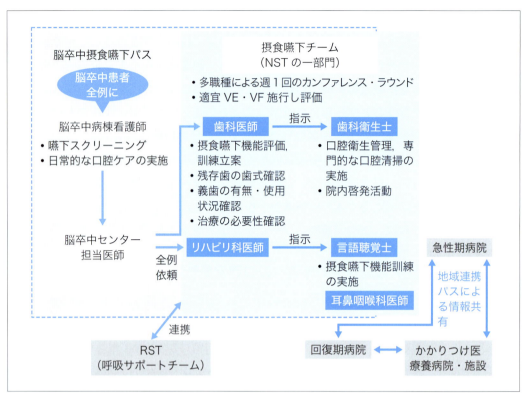

図Ⅱ-15 脳卒中摂食嚥下パスの流れ
脳卒中患者が入院すると，全患者に対して脳卒中摂食嚥下パスが適応される．看護師が摂食嚥下スクリーニングを行い，全患者が歯科医師，リハビリテーション科医師の診察を受ける．歯科医師は介入の要否を判断し，歯科治療など口腔機能管理，歯科衛生士による口腔衛生管理を立案する．介入不要と判断された場合も歯科医師による専門的な診察，評価は必ず1回は行われる．リハビリテーション科医師による診察により言語聴覚士の介入指示がされる．当院では，摂食嚥下チームはNST（栄養サポートチーム）の一部門である．千葉県共用脳卒中地域連携パスの歯科シートによって，急性期病院，回復期リハビリテーション病院，かかりつけ医，療養病院・療養の間で歯科診療，口腔内環境についての情報共有がなされる．

わち，口腔内の状況（口腔衛生の自立度，使用している口腔ケア用具，専門職による口腔ケアの要否，う蝕，歯肉炎・歯周炎，口腔乾燥，粘膜疾患，義歯の状況と治療の要否），VE・VFなど嚥下機能評価所見と嚥下訓練要否が記載され，回復期リハビリテーション病院，地域生活期における歯科医へ情報提供を行っている．こうした取り組みの結果，当院脳卒中センターではチーム医療や口腔健康管理の概念が定着し，多職種連携による継続的な口腔機能管理，口腔衛生管理および口腔ケアがスムーズに実施されている．脳卒中急性期の口腔健康管理では，院内連携，地域連携パスによる院外連携が有用である．

7 脳卒中患者の周術期口腔機能管理

　周術期口腔機能管理とは，がん患者等の周術期等において医師と歯科医師が連携し，歯科医師が包括的な口腔機能管理（口腔健康管理）を行う仕組みである．歯科疾患を有する患者や口腔衛生状態不良の患者における口腔内細菌感染，手術侵襲や薬剤投与に伴う免疫力低下のため生じる感染，人工呼吸管理時の気管内挿管に伴う誤嚥性肺炎の予防を目的とする．2012年（平成24年）4月にチーム医療推進の一環として診療報酬に導入され，口腔機能，口腔衛生状態が維持・改善された結果，口腔有害事象の予防，軽減に加えて，入院期間の短縮，術後肺炎や術後死亡の減少，医療費抑制効果に寄与した．脳卒中の口腔機

II 病院歯科の役割

千葉県共用　脳卒中地域医療連携パス　連携シート
歯科診療情報シート　【急性期/回復期病院作成用】発行病院　　　　　　送り先

歯科基本情報		月　　　日記入		歯科・口腔外科　歯科医師名	
患者氏名			ID		
口腔衛生/自立度	歯磨き	□自立　　　　　□一部介助　　　　　□全介助			
	うがい	コップの水を自分で口に含むこと　（□できる　　□できない）			
		□強いうがいができる　　　□口に含む程度　　　□飲み込んでしまう　　　□むせる			
	義歯着脱	□自立　　　　　□着脱のどちらかを介助（□着　□脱）　　　□全介助			
	義歯清掃	□自立　　　　　□一部介助　　　　　□全介助			
	義歯管理	□自立　　　　　□一部介助　　　　　□全介助			
口腔ケア用具等		□歯ブラシ　　　□電動歯ブラシ　　　□スポンジブラシ　　　□義歯ブラシ　　　□保湿剤　　　□義歯洗浄剤　　　□その他（　　　　　　　　　　　　）			
専門職による口腔ケアの必要性の有無		□なし　　　　□あり			
う蝕		□なし　　　　□あり（□緊急を要する　□いずれ治療が必要　　　部位：　　　　）			
歯肉炎・歯周炎		□なし・軽度　　　　　□中等度　　　　　□重度			
口腔乾燥		□なし　　　□軽度　　　□重度			
その他粘膜疾患		□なし　　　□あり　（　　　　　　　　　　　　　　　　　　）			
義歯の状況	有無	上顎　　　□あり（□使用　□不使用）　　　□なし			
		下顎　　　□あり（□使用　□不使用）　　　□なし			
	適合状況	上顎　　　□良好　　　□不適合・破損			
		下顎　　　□良好　　　□不適合・破損			
	使用状況	□就寝時以外常時使用　　　　□食事時のみ　　　　□不使用　　□その他（　　　　　　　　　　　　　）			
	清掃状況	□良好　　　□要改善			
治療の必要性の有無		□なし　　　□あり（□う蝕　　　□義歯　　　□その他：　　　　　　）			
嚥下機能の評価	検査	□未　　　□ VF　　　□ VE　　　□その他（　　　　　　　　）			
	所見				
	嚥下訓練の内容				
嚥下訓練の必要性の有無		□なし　　　□あり（　　　　　　　　　　　　　　　　　　）			
その他特記事項等					
			最終歯科受診日		

歯肉炎・歯周炎：【なし・軽度】総義歯またはほぼ縁上歯石に限られる状態【中等度】ほとんどの部位に縁下歯石が及ぶもの【重度】ほとんどの歯に縁下歯石が認められ，多くの動揺歯が存在する
口腔乾燥：【軽度】唾液の粘性亢進，やや唾液が少ない，唾液が糸を引く，泡が見られる等の状態【重度】唾液が舌粘膜上に見られない状態
その他関連情報は以下シートをご参照ください．
感染症状況・アレルギー状況・・・診療情報シート（急性期・回復期）
PT–INR 等データ・・・添付資料
肺炎の状況等・・・看護シート
薬剤情報・・・薬剤シート
構音障害の状況・・・リハシート
食事・栄養の状況・・・栄養シート

※退院後できるだけ早期にこのシートをかかりつけ歯科医にご提示ください．　　平成 30 年 4 月版

図 II-16　千葉県共用脳卒中地域連携パスの歯科シート
急性期病院から回復期リハビリテーション病院へ転院する場合，回復期リハビリテーション病院から療養病院，施設へ転院する場合あるいは自宅退院してかかりつけ歯科医へ紹介となる場合に使用される．歯科診療に関する情報提供ツールである．
https://www.pref.chiba.lg.jp/kenfuku/chiikiiryou/renkeipasu/nousottyuu.html

能管理（口腔健康管理）の効果が報告されたことから，2018年（平成30年）4月から脳卒中等の緊急手術において手術後早期に口腔機能管理（口腔健康管理）の依頼を受けた場合にも周術期等口腔機能管理料が診療報酬として算定できることとなった[17]．脳卒中により生じた摂食嚥下障害による誤嚥性肺炎や術後の栄養障害に関連する感染症の予防を目的とする．周術期等口腔機能管理の対象は全身麻酔下における手術（骨髄移植を除く）であったが，2018年（平成30年）4月以降は"全身麻酔下"の記載がなくなり局所麻酔下の手術も対象となった．脳梗塞は急性期脳血栓回収術，頸動脈ステント留置術，頸動脈内膜剝離術，経皮的脳血管形成術，STA–MCA（浅側頭動脈—中大脳動脈）バイパス術が，脳出血は開頭血腫除去術，内視鏡下脳内血腫除去術，脳室ドレナージ術，定位的脳内血腫除去術が，くも膜下出血は開頭脳動脈瘤クリッピング術，脳動脈瘤コイル塞栓術などが対象となる．当院の治療実績から予想すると，脳梗塞の約5%，脳出血の5〜10%，くも膜下出血の70〜80%で周術期等口腔機能管理料が算定できると考えている．

文献

1) 阪口英夫，足立三枝子，鈴木俊夫：多職種のための口腔ケア—期待される介護—．口腔保健協会，東京，2001.
2) 菊谷武：口腔ケアの基礎知識．In：菊谷武，編．口をまもる　生命をまもる　基礎から学ぶ口腔ケア：学習研究社；2007，2-13.
3) 米山武義．口腔ケアの定義 In.日本老年歯科医学会監修　口腔ケアガイドブック：財団法人　口腔保健協会；2008，2-4
4) 石川昭ほか：口腔ケアによる咽頭細菌数の変動．デンタルハイジーン，21：186-187，2001.
5) 弘田克彦，米山武義，太田昌子ほか：プロフェッショナル・オーラル・ヘルスケアを受けた高齢者の咽頭細菌数の変動．日老医誌，34：120-124，1997.
6) Yoneyama T, Yoshida M, Ohrui T et al.：Oral Care Reduces Pneumonia in Older Patients in Nursing Homes. Lancet, 354：515, 1999.
7) Sellars C, Bowie L, Bagg J, et al.：Risk factors for chest infection in acute stroke a prospective cohort study. Stroke, 2284-2291：38, 200. 7,
8) Takahata H, Tsutsumi K, Baba H, et al.：Early intervention to promote oral feeding in patients with intracerebral hemorrhage：a retrospective cohort study. BMC Neurology, 2011, 19；11：6. doi：10.1186/1471-2377-11-6
9) 米山武義：施設入所要介護高齢者における認知機能低下予防に対する1年間にわたる口腔ケア・口腔リハビリの効果等に関する研究，平成15年度厚生労働科学研究費補助金　医療技術評価総合研究事業　「高齢者に対する口腔ケアの方法と気道感染予防効果等に関する総合的研究」報告書，2005
10) 菊谷武，西脇恵子，稲葉繁ほか：介護老人福祉施設における利用者の口腔機能が栄養改善に与える影響．日老医誌，41：396-401，2004.
11) Toyofuku T, Inoue Y, Kurihara N, et al.：Differential detection rate of periodontopathic bacteria in atherosclerosis. Surg Today, 2011；41：1395-1400.
12) 天野敦雄，稲葉裕明：循環器疾患と歯周病．Clinical Calcium, 22：43-48，2012；
13) 馬場里奈：急性期病院における口腔ケアへの取り組み—歯科衛生士の立場から—．In．高齢者の口腔機能とケア　財団法人長寿科学振興財団：161-167.
14) 藤本篤士：武井典子，片倉朗ほか：5疾病の口腔ケア．医歯薬出版，東京，70-117，2013.
15) 山根源之：状態別口腔ケアのテクニック．ナース専科，29：53-70，2009.
16) 片山正輝：脳卒中患者の口腔ケア．臨床栄養，126：947-954，2015.
17) 片山正輝，酒井克彦，三條祐介ほか：急性期脳卒中患者に対する口腔ケアと摂食嚥下リハビリテーション介入の効果．脳循環代謝，27：243-247，2016.

（片山正輝）

4 化学療法と有害事象

1 はじめに

超高齢社会を迎えた現在，2人に1人ががんを患う時代となっている．

がん薬物療法（化学療法）は，以前より根治あるいは延命を目的として臨床で広く行われているが，2000年代に入り，新しい作用機序をもつ薬剤が次々に上市されており，副作用（有害事象）の管理も複雑化している．

2 抗がん薬の種類と特徴

抗がん薬は，①殺細胞性抗がん薬，②分子標的薬，③免疫チェックポイント阻害薬，④その他（ホルモン薬など）に大別される．

1 殺細胞性抗がん薬

抗がん薬のなかではもっとも古典的な薬剤であり，20世紀半ばに毒ガスであるマスタードガスを基にナイトロジェンマスタードが創薬されたことに端を発する．薬剤により副作用の種類・頻度は異なるものの（表Ⅱ-4），後述する免疫チェックポイント阻害薬などと比べその発現時期は把握しやすい（図Ⅱ-17）．

細胞のDNA合成や分裂を阻害する働きをもつため短時間で増殖を繰り返すがん細胞に特に効果を発揮するが，正常細胞も細胞分裂を行っているため副作用につながる．なかでも骨髄・毛根・消化管粘膜などは活発に細胞分裂するため骨髄抑制や脱毛などの副作用が生じる．

表Ⅱ-4 殺細胞性抗がん薬の種類と主な副作用

分類		抗がん薬	主な副作用
微小管阻害薬	タキサン系	パクリタキセル（タキソール®） ドセタキセル（タキソテール®）	末梢神経障害，骨髄抑制，脱毛
	ビンカアルカロイド系	ビンクリスチン（オンコビン®） ビノレルビン（ナベルビン®）	
白金製剤		シスプラチン（ランダ®） カルボプラチン（パラプラチン®） オキサリプラチン（エルプラット®）	悪心・嘔吐，末梢神経障害，骨髄抑制，腎機能障害（シスプラチン）
トポイソメラーゼ阻害薬		イリノテカン（カンプト®） エトポシド（ベプシド®）	下痢（イリノテカン），骨髄抑制，脱毛
代謝拮抗薬		ゲムシタビン（ジェムザール®） ペメトレキセド（アリムタ®） フルオロウラシル（5-FU®） メトトレキサート（メソトレキセート®）	骨髄抑制，粘膜炎（メトトレキサート），下痢（フッ化ピリミジン系）
抗がん性抗生物質		ドキソルビシン（アドリアシン®） アムルビシン（カルセド®） ブレオマイシン（ブレオ®）	心毒性（アンスラサイクリン系），骨髄抑制，肺毒性（ブレオマイシン）
アルキル化薬		シクロホスファミド（エンドキサン®） イホスファミド（イホマイド®）	骨髄抑制，悪心・嘔吐，出血性膀胱炎，脱毛

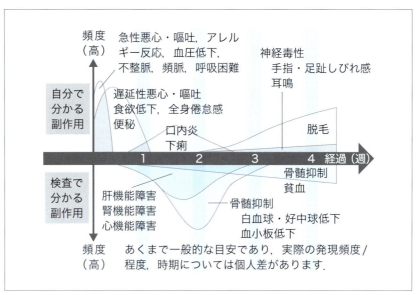

図Ⅱ-17　殺細胞性抗がん薬による副作用の発現時期
(国立がん研究センターがん情報サービス https://ganjoho.jp/public/dia_tre/attention/chemotherapy/about_chemotherapy.html より)

表Ⅱ-5　分子標的薬(免疫チェックポイント阻害薬を含む)の種類と主な副作用

標的分子	抗がん薬	主な副作用
EGFR	セツキシマブ(アービタックス®) ゲフィチニブ(イレッサ®)	皮膚障害,下痢,間質性肺炎
VEGF	ベバシズマブ(アバスチン®) パゾパニブ(ヴォトリエント®)	高血圧,出血,血栓塞栓症
HER2	トラスツズマブ(ハーセプチン®) ペルツズマブ(パージェタ®)	心不全,infusion reaction,下痢
CD20	リツキシマブ(リツキサン®)	Infusion reaction,感染症,腫瘍崩壊症候群
PD-1	ニボルマブ(オプジーボ®) ペムブロリズマブ(キイトルーダ®)	間質性肺炎,大腸炎,甲状腺機能障害,1型糖尿病などの免疫関連有害事象
PD-L1	アテゾリズマブ(テセントリク®)	
CTLA-4	イピリムマブ(ヤーボイ®)	

2　分子標的薬

　がん細胞の増殖に関わる遺伝子やたんぱく質をターゲット(標的)とした薬剤であり,2000年代に入り種類・数ともに飛躍的に増加している.標的分子を多く発現しているがん細胞に選択的に効果を発揮するが,正常細胞に同じ分子が発現していることもあり,標的分子に特異的な副作用が発現することがある(表Ⅱ-5).

3　免疫チェックポイント阻害薬

　ここ数年の間に新たに上市された薬剤であり,がんによってブレーキがかかった免疫を回復させてがんを攻撃する薬剤である.免疫応答が過剰に働くことを抑制する体のチェック機構である免疫チェックポイント分子(PD-1,PD-L1,CTLA-4など)を標的とした抗体薬であり,分子標的薬とよぶこともできるが,薬剤の特性からここでは分けて解説する.

　過剰な免疫応答により,従来の抗がん薬にはなかった免疫関連有害事象(irAE)が発現

することがある.

4 ホルモン薬

がん細胞の増殖にホルモンが影響を及ぼす一部の乳がんや前立腺がんの治療に用いられる．ホルモンの作用を抑制するため，副作用として更年期障害のような症状が起こることがある.

③ がん薬物療法の管理

がん薬物療法を安全かつ有効に行うためには，実施施設において厳格に治療を管理することが重要である.

1 レジメン管理

レジメンとは，薬物治療における薬剤の種類や量，期間，手順などを時系列で示した計画のことであり，がん薬物療法においては，抗がん薬だけではなく制吐剤などの支持療法薬も含めた管理計画を指す.

レジメンは，審査する専門の委員会を設置してエビデンスを適正に評価したうえで登録することが重要である．また，定期的に再評価していくことも大切である.

④ 化学療法と有害事象

前述のとおり抗がん薬の種類により副作用も大きく異なるため，各レジメンの副作用の特徴を理解しておくことはとても重要である.

適切な副作用マネジメントは，副作用の回避や軽減につながる．その結果，副作用による治療中断や不要な減量が回避できることで治療効果の向上も期待できる.

副作用の評価は，客観性をもたせるため有害事象共通用語規準（CTCAE）に従い Grade 評価することが一般的である（**表Ⅱ-6**）．また，Grade により対処法が定められている薬剤がある点にも留意しておく必要がある.

表Ⅱ-6　有害事象共通用語基準（CTCAE）

有害事象	Grade				
	1	2	3	4	5
嘔吐	治療を要さない	外来での静脈内輸液を要する：内科的治療を要する	経管栄養/TPN/入院を要する	生命を脅かす	死亡
好中球数減少	<LLN–1500/mm^3	<1500–1000/mm^3	<1000–500/mm^3	<500/mm^3	―
皮膚乾燥	体表面積の<10％を占め，紅斑や掻痒は伴わない	体表面積の 10〜30％を占め，紅斑または掻痒を伴う：身の回り以外の日常生活動作の制限	体表面積の>30％を占め，掻痒を伴う：身の回りの日常生活動作の制限	―	―
口腔粘膜炎	症状がない，または軽度の症状：治療を要さない	経口摂取に支障がない中等度の疼痛または潰瘍：食事の変更を要する	高度の疼痛：経口摂取に支障がある	生命を脅かす：緊急処置を要する	死亡

有害事象共通用語規準 v5.0 日本語訳 JCOG 版[1] より一部改変（CTCAE v5.0–JCOG）

頭頸部がんのがん薬物療法によくみられる副作用について以下に示す.

1　悪心・嘔吐

抗がん薬は，催吐頻度により高度（＞90％），中等度（30〜90％），軽度（10〜30％），最小度（＜10％）にリスク分類されている．この催吐性リスクに応じた制吐薬の使用が推奨されるが，個々に発現した症状に適切に対処していくことも必要である．国内外よりガイドラインが出ているが，国内では日本癌治療学会より制吐薬適正使用ガイドライン[2]が発刊されている.

なお，頭頸部がんでも汎用されるシスプラチンは高度催吐性リスクの代表的薬剤である.

2　骨髄抑制

骨髄の中で活発に分裂を繰り返す造血幹細胞が障害を受けることで，血球（白血球，赤血球，血小板）の産生が減少することをいうが，減少した血球は時間経過（休薬）により一般に回復する．主に殺細胞性抗がん薬にみられる副作用である.

1）白血球減少（好中球減少）

白血球は感染防御を担っている成分であり，減少することによる易感染性が問題となる．なかでも発熱性好中球減少症（FN）は重篤な経過を招く恐れがあり，うがい・手洗いなど感染対策の励行や発熱してしまった際の対応についてあらかじめ患者指導しておくことが大切である.

抗がん薬投与後10〜14日に最低値となることが多い．また，必要に応じて白血球増殖促進作用のあるG-CSF製剤を使用することもある.

2）赤血球減少

貧血症状を呈することがあり，高度の場合には赤血球輸血を検討する.

3）血小板減少

出血傾向を呈することがあり，高度の場合には血小板輸血を検討する.

3　口内炎（口腔粘膜炎）

症状を改善するための治療戦略として，口腔の正確なアセスメント（評価），個別化された口腔ケアの計画，適切な時期における予防処置，適切な治療が重要である[3].

薬剤や治療の種類により口内炎のリスクはさまざまであるが，頭頸部化学放射線療法や造血器腫瘍で実施される骨髄破壊的同種造血幹細胞移植では極めて高頻度に発現する.

抗炎症作用のあるうがい薬や痛みの強さに応じた鎮痛薬（NSAIDs，医療用麻薬，局所麻酔薬含有のうがい薬など）などが，予防あるいは治療的に使用される．近年，エベロリムス（アフィニトール®）に対するデキサメタゾン含嗽液や造血幹細胞移植患者に対するエピシル®（粘膜保護材）の有効性など新たな知見が報告されており期待されている.

4　皮膚障害

頭頸部領域では，抗EGFR抗体であるセツキシマブ（アービタックス®）による皮膚障害が多い.

抗EGFR抗体による皮膚障害の主な症状は，ざ瘡様皮疹，皮膚乾燥，爪囲炎であり，それぞれ治療開始1週間以降，3〜5週間以降，4〜8週間以降が好発時期である.

予防的な保湿剤，抗菌薬（テトラサイクリン系）の使用や，発現した症状に応じたステロイド外用剤，抗ヒスタミン薬などの適切な使用が症状の重篤化回避に重要である．また，Grade評価を行い，適切な休薬を行うことも大切である.

5 免疫関連有害事象（irAE）

ニボルマブ（オプジーボ®）に代表される免疫チェックポイント阻害薬による副作用であり，薬剤投与により活性化された免疫システムが自己の正常細胞を攻撃することが副作用発現の機序である．副作用の頻度は比較的少ないものの，全身のあらゆる臓器に発現する可能性があり，また好発時期も明確ではないため診療科横断的なチーム医療の実践が重要である．

文献

1) 有害事象共通用語規準 v5.0 日本語訳 JCOG 版（CTCAE v5.0–JCOG）．http://www.jcog.jp/doctor/tool/CTCAEv5J_20181106_v21_1.pdf（2019/2/27 アクセス）
2) 一般社団法人 日本癌治療学会編：制吐薬適正使用ガイドライン．2015 年 10 月第 2 版，金原出版，東京，2015.
3) 日本がんサポーティブケア学会粘膜炎部会編：EOCC（The European Oral Care in Cancer Group）口腔ケアガイダンス 第 1 版日本語版．日本がんサポーティブケア学会，2018.

（今井洋志）

5 放射線療法と有害事象

1 はじめに

　放射線科は，一般的に診断部門，核医学部門，放射線治療部門の3つの部門に分けられている．診断部門では，一般撮影やCT，MRIなどのモダリティにより最適な病気診断へのアプローチがなされる．核医学部門では，診断部門での撮影情報に加え，放射性薬剤の集積機序に着目した画像取得により，さらに精度よく診断を行うことを目的としている．

　一方，放射線治療部門では診断・核医学部門とは違い，非常に強いエネルギーの放射線を人体に照射して，対象となる腫瘍の治癒もしくは縮小，疼痛緩和などを主たる目的にしており，診断・核医学部門とは少し異なる部門である．人体に高エネルギー放射線を照射するため，放射線治療特有の有害事象等を十分に考慮しなければならない．

2 放射線療法

　放射線にはさまざまな種類が存在する．あまり知られていないが，太陽光に含まれる紫外線や赤外線，携帯電話や電話，ラジオなどに利用される電波，電子レンジに利用されるマイクロ波なども実は放射線と同種である．しかし，医療現場では一般的に放射線という言葉はエックス線，γ線，α線，β線（電子線）などを意味する場合が多い．このうち，放射線治療部門では，通常エックス線，β線（電子線）を使用する．

　放射線療法は，放射線発見の翌年1896年にはすでに行われていたという記録があり，早くから医療分野に放射線が取り入れられてきた．しかし，放射線を安定して発生する技術や，深部腫瘍へ照射するための高エネルギーエックス線の発生までには，多くの課題が山積みであった．さらに，被曝という概念にも疎く，術者の被曝はもちろん，患者の被曝防護は徹底されておらず，放射線による有害事象も数多く見受けられた[1]．

　現在では放射線治療を行う場合，可能な限り腫瘍以外の正常組織へ照射しないように特殊な金属で遮蔽される仕組みがなされている．通常，放射線治療を行う前に放射線治療計画装置（治療シミュレーション装置）にて放射線腫瘍医がどの角度から，どの程度の放射線量［Gy］を照射するのかを決める．一定量の割合で，放射線が人体へ照射されるとき，放射線が人体でどのような挙動を示すのか，その様を表す線量分布も，治療計画装置にて確認することができる．そのため，ある程度の有害事象の発生予測はつく．しかし，有害事象だけを考慮した治療計画では，本来の目的のがん治癒の効果を弱めてしまう可能性がある．そのため，ある程度の有害事象は受け入れ，現在では治療の完遂を目的に行われていることのほうが多い．

3 放射線療法の特徴

　現在，我が国の死亡原因の第1位を占めるがんに対しては，手術療法，化学療法，そして放射線療法ががん治療の三本柱である．これまで日本では手術療法が第一選択であったが，近年の化学療法，放射線療法の飛躍的な進歩により，がんの種類やステージによってはこれらが手術療法と同等の効果を有することが認められている．放射線療法の目的は，腫瘍にのみ極力絞って放射線を照射し，その周囲の正常組織への照射を低減させてがんを

治癒させていくことである．また，放射線療法の特徴として，機能と形態の温存が可能であること，quality of life（QOL）の高いがん治療法であること，高齢者にも適応可能な低侵襲がん治療法であることなどがあげられる．また，放射線療法の適応には，がんの治癒を目指す根治療法，再発・転移を予防する予防的照射，症状や痛みの改善を図る緩和的照射に大きく分けられる[2]．

しかし，放射線療法特有のデメリットも存在し，それが放射線由来の有害事象である．すべての治療患者に発現するとは限らないが，たとえば頭部に照射した場合は一過性の脱毛，口腔内では口腔粘膜炎などが代表的な有害事象である．後述するが，こうした有害事象に対する対策を事前にもつことが治療の完遂にとってきわめて重要である．

4 チーム医療

放射線治療部門は，一般的に放射線腫瘍医，診療放射線技師，医学物理士，看護師，事務クラークで構成されている．昨今，放射線療法は高精度化が進み各職種間の役割も複雑化しており，各職種での連携が大変重要である．また，後述するが放射線療法由来の有害事象に対する対策等は各診療科スタッフ（医師，歯科衛生士，WOC 看護認定看護師）と緊密に情報共有し作成していかなければならない．

5 有害事象

放射線が腫瘍へ照射されたときに，腫瘍細胞が放射線と反応してどのようなプロセスを経て死滅していくのかを理解することは，放射線療法による有害事象を学ぶうえでとても重要である．細胞の DNA は 2 重らせん構造をしているが，放射線により 1 つまたは 2 つのらせん構造が切断されることで，腫瘍を縮小もしくは死滅に向かわせるのが放射線療法のプロセスであり特徴でもある．しかしながら，このプロセスは正常細胞についても同様に言えることであり，つまり，正常細胞 DNA の損傷が放射線療法の有害事象へとつながってしまう．一般的に放射線療法による有害事象には，急性反応と晩期反応がある．

急性反応は，放射線という物理的刺激に対する反応であり，分裂の盛んな細胞再生系の細胞や組織である粘膜，皮膚，骨盤，腸上皮，生殖腺等があげられる．発現時期，重症度，ならびにその有害事象の持続期間は，組織を構成する細胞の寿命の長短によって左右されるが，基本的には総放射線量［Gy］に依存するため，照射が終了すれば幹細胞が一定程度残存する限り一過性で軽快消失するので，一般に大きな問題とはならない．

放射線療法で最も注意しなければならないのは，治療終了後から発生する晩期反応である．晩期反応はいったん生じると治癒が困難な側面もある．各部位別の急性反応，晩期反応をそれぞれ表Ⅱ-7，8 にまとめる．ただし，放射線治療の特性上，通常は治療部位およびその周辺にのみ副作用が現れる．つまり，放射線が照射された個所以外に症状が現れたとしても，それは放射線が原因ではないと考えられる．

6 有害事象に対する対策（口腔内を中心に）

口腔は食べ物が通過する最初の入り口であり，人が食べ物を摂取することは生きていく上できわめて重要な行為である．放射線療法により，ときにこの行為が大きく阻害されることがある．代表的な症状として咽頭口腔粘膜炎の痛みにより食事の摂取量が低下し，フ

表Ⅱ-7　代表的な部位別の急性期有害事象　　（大西ほか，2017[3]より作成）

皮膚	発赤，熱感，掻痒感，乾燥感，紅斑
口腔・咽頭	口内炎，味覚障害，口腔乾燥症
食道	胸骨胸部痛，嚥下障害，嚥下痛
肺	肺炎
膀胱	膀胱炎，頻尿
骨髄	白血球数低下

表Ⅱ-8　代表的な部位別の晩期有害事象　　（大西ほか，2017[3]より作成）

口腔・咽頭	口腔乾燥症
眼	白内障，網膜剥離
心臓	心嚢水貯留
食道	食道狭窄，潰瘍形成
肺	肺線維症
膀胱，直腸	血尿，直腸出血

レイルとなり，その後サルコペニアが引き起こされる．そのため，咽頭・口腔に対する放射線療法では，1. 前処置，2. 治療期間中の口腔ケア，3. 治療終了後の口腔管理が重要であるため，歯科医師，歯科衛生士を含む NST チームと連携し，治療にあたっていく必要がある．

　以下に1～3を解説する．なお，これから解説することは，すべての咽頭・口腔に対する放射線療法を受ける患者に該当するとは限らない．

1　前処置

　口腔に対する放射線療法で一番気をつけなければならないのが，金属である．放射線は金属と反応しやすい特性があり，その結果，さらに多くの放射線を発生させることが知られている．そのため，放射線を照射する範囲（以下，照射野）に金属物（主に義歯）が存在する場合は，治療開始前に撤去しておく必要がある．金属物と接する粘膜面に特に粘膜炎が発生することが多いためである．なお，金属物の撤去が困難な場合は歯科技工士と連携してスペーサー（金属物と粘膜面の間に挿入する主に樹脂でできた物質）を作成することが多い．これにより，粘膜炎を軽減させることが可能となる．また，このスペーサーは口の開度を固定するための役割も担っており，これにより毎日正しく口腔の放射線治療を遂行できるメリットがある（図Ⅱ-18）．作成したマウスピース等をくわえた状態で CT 撮影を行い，治療計画のための準備をし，治療へと工程は進む（図Ⅱ-19）．このように，前処置として基本的には口腔内の金属物を撤去することを第一に考慮すべきである[4,5]．

2　治療期間中の口腔ケア

　治療開始後は，口腔内の炎症を憎悪させないようにすることが重要である．先にも述べたが，口腔は食べ物が最初に通過する場所であり，そのため食物残渣や細菌の塊である歯垢などが多く堆積しやすい．放射線により唾液腺が照射野に含まれた場合は，唾液の分泌量が減少してしまい口腔内の抗菌作用も低下してしまう．この悪循環が引き起こされるこ

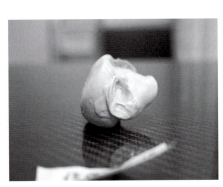
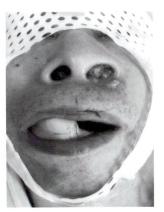
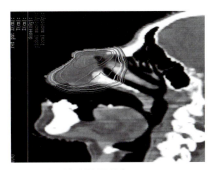

図Ⅱ-18 a 歯肉がんの治療に対して使用するスペーサー
b スペーサーを咥えた状態
（当院OCCおよび青柳医師のご厚意による）

図Ⅱ-19 治療計画分布
等高線状部分に放射線が照射されていることを示す（当院OCCおよび青柳医師のご厚意による）

表Ⅱ-9 放射線療法により引き起こされる口腔内有害事象[4]　　（夏目ほか，2017[4] より作成）

疾患	詳細
カンジダ性口内炎	放射線療法中は口腔粘膜炎の痛みにより，食事等がうまくとれず体力的が低下し，免疫も低下する．口腔内ではカンジダが粘膜・舌・咽頭粘膜に出現する．
唾液腺機能障害	咽頭への照射では唾液腺・耳下腺が照射野に含まれることが多々あり，その影響で唾液の分泌量が著しく低下し，口腔乾燥が引き起こされる．
放射線性う蝕	自浄作用・抗菌作用・再石灰化などの役目がある唾液の分泌量が低下することで，上記の作用が低下し，う蝕が進行してしまう．
開口障害	照射野に筋・結合組織が含まれると，徐々に線維化をきたし，開口障害につながる．
放射線性顎骨壊死	放射線照射した骨組織とその部位の虚血が原因と言われている．さらに，放射線療法終了後に照射野内に含まれた箇所の抜歯も外的誘因とされているため，禁忌である．
味覚障害	舌が照射野に含まれていた場合，舌の味蕾細胞がダメージを負うことが原因である．

とで，口腔内の炎症を憎悪させてしまうこととなる．表Ⅱ-9に口腔内への放射線療法により引き起こされる口腔内有害事象をあげる．

　また一方で，治療期間中は口腔内の食物残渣・歯垢等の除去をていねいに行うことで，口腔内細菌数を減らしていくことを徹底しなければならない．治療開始直後は，特に放射線による副作用（粘膜炎）は感じないため，口腔ケアは比較的容易である．しかし，治療回数を重ねるごとに徐々に粘膜炎が出現し始めることが多い．粘膜炎の痛みから，患者自身による口腔ケアが難しくなる場面も多々あり，そのため歯科衛生士による歯石除去やブラッシング指導等の周術期口腔機能管理が極めて重要である．そのため，放射線療法を受けるがん患者に対する歯科衛生士の介入が必須であると考える．

3　治療終了後の口腔管理

　治療期間中は粘膜炎による痛みの軽減はほとんどないため，疼痛対策も重要である．治療終了後およそ2週間で痛みのピークは過ぎるが，それでもなお，食べづらいなどの食物摂取障害は継続する．そのため，治療終了後以降に長期的な口腔管理を行っていく必要がある．

文献

1) 伊丹純：放射線治療の歴史．RADIOISOTOPE, 60, : 385-392, 2011.
2) 大西洋, 唐沢久美子, 唐沢克之編著：がん・放射線療法 2017. 学研メディカル秀潤社, 東京, 2017, 3-5.
3) 大西洋, 唐沢久美子, 唐沢克之編著：がん・放射線療法 2017. 学研メディカル秀潤社, 東京, 2017, 101-159.
4) 夏目長門, 池上由美子編：がん患者の口腔ケア. 医学書院, 東京, 2017, 124-126.
5) 別所和久監修：これからはじめる周術期口腔機能管理マニュアル. 永末書店, 2013, 61-74.

（鈴木祐也）

6 緩和ケア

1 緩和ケアとは

　世界保健機関（WHO）は，緩和ケアを「生命を脅かす病に関連する問題に直面している患者とその家族のQOLを，痛みやその他の身体的・心理社会的・スピリチュアルな問題を早期に見出し，的確に評価を行い対応することで，苦痛を予防し和らげることを通して向上させるアプローチ」と定義している．

　緩和ケアの意義や必要性は国民に十分周知されているとはいい難く，緩和ケア＝終末期と誤って認識されている場合もある．緩和ケアは，薬物療法，放射線療法，手術療法などの治療と並行して行われる．それは，治療中においても副作用症状による身体的苦痛，不安や抑うつ等の精神的苦痛，治療費等に伴う経済的問題などの社会的苦痛が生じる可能性があるからである．これらの苦痛に早期から多角的にアプローチして苦痛緩和につなげ，QOLを改善するためのケアが緩和ケアである．また，緩和ケアは，患者だけでなくその家族もケアの対象となっていることから，遺族ケアに至るまでケアの幅が広がっている（図Ⅱ-20）．

2 身体症状の緩和

　よくみられる身体的苦痛として痛みがあり，終末期の患者においては比較的早い段階から亡くなる前までに70％以上の頻度で出現するともいわれている．痛みがあることで日常生活に支障を及ぼし，意思決定の場においても的確な判断ができなくなる恐れもある．痛みは不安や抑うつを増強させるなど，精神状態にも強く影響し，ときには痛みが人格をも変えてしまうこともある．したがって，痛みのコントロールがしっかりされていることは，患者の尊厳を保つことにもつながり，重要であると考える．臨床の場では痛みの目標を第一から第三まで掲げて痛みのコントロールをしている．第一目標は痛みに妨げられない夜間の睡眠の確保，第二目標は安静時の痛みの消失，第三目標は体動時の痛みの消失としている．痛みを緩和するために，WHOの3段階除痛ラダーを用いながら痛みの程度に合わせて段階的に薬剤を使用している（図Ⅱ-21）．

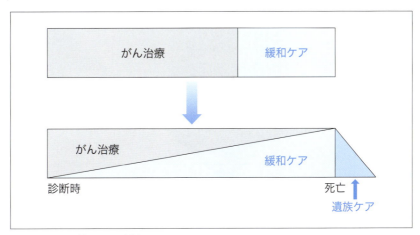

図Ⅱ-20　早期からの緩和ケア
WHO，1990の考え方を参考に作成　　　　　　　　　　　　　　　　（長尾和宏，2018[1]）より）

鎮痛薬を使用する際には，痛みの性状を理解し，それに合わせた薬剤を第一段階から開始し第三段階まで順を追って使用している．抗不整脈薬，抗うつ薬，抗けいれん薬，コルチコステロイドなどの鎮痛補助薬は，主たる薬理学的作用として鎮痛作用はないが，他の鎮痛薬として併用することで鎮痛効果を高めるとされ，特定の状況下で鎮痛効果を出現させる．

　痛みの緩和には，薬物療法以外にもさまざまな方法がある．痛みの感じ方に影響する因子として，不快感や不眠，怒り，悲しみなど痛みの感じ方を増強する因子と，十分な睡眠や休息，人とのふれあい，緊張感の緩和，不安の減退などの痛みの感じ方を軽快する因子がある．医療者の対応によって痛みの閾値を高めることが可能であるため，身体的側面だけでなく精神的側面からもアプローチしながらケアしていくことが求められる（図Ⅱ-22）．

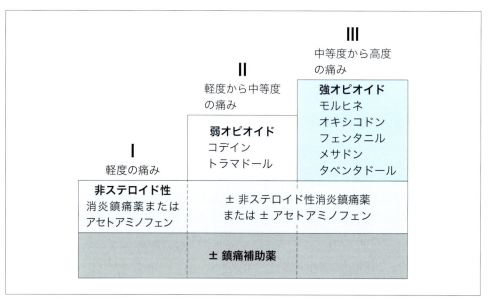

図Ⅱ-21　WHO3段階除痛ラダー

（ELNEC-J コアカリキュラム看護師教育プログラム，2018[2] より一部改変）

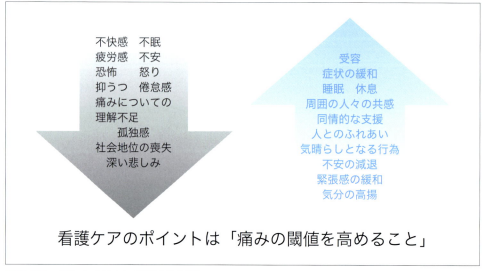

図Ⅱ-22　痛みの感じ方に影響する因子

（ELNEC-J コアカリキュラム看護師教育プログラム，2018[2] より一部改変）

がん患者の痛みの緩和を行ううえで，医療用麻薬が使われる．医療用麻薬には嘔気・嘔吐，便秘，眠気といった3つの大きな副作用の可能性がある．その中でも，便秘はほぼ100％といって良いほど高頻度で出現する．そのため，下剤を使用しながら排便コントロールを行い，便秘に伴う苦痛を予防していくことが重要である．嘔気・嘔吐は30％の頻度で出現する可能性があり，医療用麻薬開始初期や増量時にしばしばみられる．しかし，1～2週間で耐性が生じるため制吐剤の減量や中止が可能となる．眠気も医療用麻薬開始初期や増量時にみられることが多いが，患者が眠気を不快と感じているのかを確認することが必要である．医療用麻薬には，麻薬中毒になり錯乱状態になる，寿命が縮まる，最後の手段などといった誤解もある．実際に，担当した患者やその家族からそのような発言が聞かれた場合は，医療用麻薬で依存症状が生じることはほとんどないことや，むしろ痛みを取り除くことで生存期間の延長やQOLの向上につながること，がんと診断された早い時期から痛みの強さに応じて使用していくものであることなどを説明している．時折せん妄症状が出現することもあるが，一時的な意識障害であることを説明し，家族にも理解を得ることが大切である．

3 精神的ケア

患者は，がんの告知を受けたり，がん治療中に病状が進行し治療の効果が得られなくなったり，病気の再発を告げられるなど，さまざまな局面にさらされることがある．そのとき，患者の心理状態に大きな変化が生じる（図Ⅱ-23）．

がん告知や再発・進行を告げられると，否認や絶望といった感情が1週間程度表出されることがある．その後，2週間のうちに不安や抑うつの精神状態が続き，時間の経過とともに少しずつ元の日常生活に適応することができるようになる．しかし，2週間を経過しても適応レベルにまで戻らず不安や抑うつ状態が続くと，適応障害やうつの可能性が高まる．そのような状況を防ぐために，患者の抱えている感情に焦点をあてながら，そばに寄り添い，今の気がかりについて理解的態度を示しながら話を聴く．また，話の内容を否

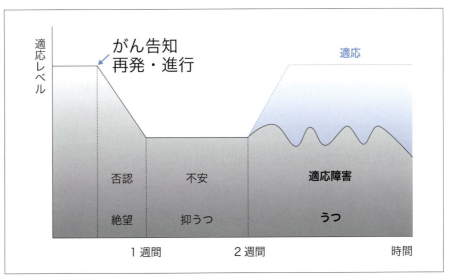

図Ⅱ-23　告知後のがん患者の心理的反応の変化

（ナーシング・トゥデイ編集部，2006[3]）より作成）

定せず，安易な励ましをしないなどの対応が求められる．どんな状況においても患者は希望をもち続けることから，患者の希望に添えるよう達成可能な目標を共有し，「その人らしさ」を尊重したケアを行っていくことが重要と考える．そして，患者と共に歩んできたプロセスは，患者に寄り添うことにつながっていると思われる．

しばしば患者が「死にたい」という言葉を口にすることがある．それは，この先どうなっていくのか，どのような苦痛が待っているのか，死への恐怖や不安，生きる希望を感じられないなどの心理状態から導き出された言葉と考える．実際に「命を短くしたい」「自殺したい」と思っていることは少なく，死にたくなるほどつらいのだという言葉の裏にある感情を理解する必要がある．E・キューブラー・ロスによると「死にゆく患者の心理プロセス」には，①否認，②怒り，③取り引き，④抑うつ，⑤受容の5段階がある．これらの段階を行きつ戻りつしながら，希望を見出し受容していくといわれている．その中で私たちができる関わりとして，感情表出を促し，傾聴・受容・共感・支持的な態度で対応し，適切な情報提供を行い，現実的な範囲での希望や訴えを否定せずに受け止め続け，見捨てられたという感情を抱かせない関わりが重要である．

④ 家族ケア

家族は患者が亡くなる前や亡くなってからも，悲しみや喪失感などさまざまな反応を示すことがある．家族に生じる悲嘆反応として3つあげられており，1つは予期悲嘆である．これは喪失が現実となる以前に起こる悲嘆であり，患者の死を予測して悲しむ反応である．また，家族だけでなく患者も自分の死後を考え悲嘆反応を示すこともあり，患者自身も経験するといわれている．2つ目は通常の悲嘆である．これは喪失後に誰にでも起こりうる正常な反応であり，食欲不振や睡眠障害などの身体的反応，抑うつや悲しみ・不安などの感情的反応，否認や無力感・集中力の低下など認知的反応，動揺や落ち着かない・涙を流すなどの行動反応などが特徴としてみられる．3つ目は複雑性悲嘆であり，6か月以上経っても強度に悲嘆症状が継続し，日常生活に支障をきたしている状態をいう．このような場合は，専門的治療が必要となることもある．複雑性悲嘆に陥らないようにするためにも，常に家族にも目を向け，声かけしてコミュニケーションを図っていく必要がある．

家族はセカンドペイシェント（第二の患者）といわれることもあり，緩和ケアの対象となっている．患者と同様に家族メンバーに関心をもち，表情や言動を注意深く観察していくことは重要である．家族も「泣きたい」など感情表出したいと思っている場合も多く，面会中には積極的に声をかけ，家族の思いや考えを聴くことが家族ケアにおいては大切なこととなる．時には家族が何もできないと無力感を抱き，何か患者の役に立ちたいと思っていることもある．その際は，家族も一緒にできる手浴や足浴などのケアに共に参加してもらい，家族自身が患者の役に立てたという実感を得られるようにすることも看護師の役割として重要である．家族が面会に訪れた時，患者がきちんとケアされていることが感じられると家族の心もケアされるため，日ごろのケアの積み重ねが家族へのグリーフケア（悲嘆ケア）につながる．グリーフケアとは，家族が患者にできる限りのことはしてあげられたと自信をもち，元の日常生活を取り戻していく力を得るプロセスを支援することである．施設によっては遺族に手紙やカードを送ったり，定期的に遺族会を開催することもある．また，遺族がご挨拶に訪れた際には，その後の生活状況を伺うなど，遺族への声かけや配

慮もケアの1つである.

⑤ 患者・家族の交流

　がん診療連携拠点病院には，さまざまな患者会が設けられている．当院でも患者サロンを月に1回開催し，がん患者やその家族に語り合いの場を提供している．外来や入院中から，そのような場を活用し他者と交流することで，自分だけが抱えている悩みではなかったと感じることができ，同じような悩みを抱える人に対してアドバイスすることができる．そのようなことを繰り返す中で自己の問題解決方法を学び，対処能力を高めること（セルフヘルプ）につながっていく.

文献

1）長尾和宏：看護の現場ですぐに役立つ緩和ケアのキホン―ナースのためのスキルアップノート．秀和システム，東京，2018．
2）日本緩和医療学会：ELNEC-J コアカリキュラム看護師教育プログラム指導者用ガイド．2018．
3）ナーシング・トゥデイ編集部編：終末期がん患者の緩和ケア―あなたの疑問に認定看護師が答えます．日本看護協会出版会，東京，2006．
4）嶺岸秀子，千崎美登子他編：ナーシング・プロフェッション・シリーズ　がん看護の実践−1　エンドオブライフのがん緩和ケアと看取り．医歯薬出版，東京，2008．

（並木瑠理江）

MEMO

2 実践編

❷ 実践編

I 周術期口腔機能管理の実際

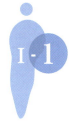

I-1 病院における周術期等口腔機能管理に必要な基本的知識

❶ 病院における口腔機能管理の目的

医療機関は図 I-1 のようにその役割で4つに分けることができる．超高齢社会における地域包括ケアシステムを前提にした医療では，いずれの機関においても口腔機能管理はその目的に多少の違いがあるが，疾患の予後と患者のQOLに大きな影響を与える．その中で急性期医療[*1]において周術期の口腔機能管理はその役割が大きい．また，がん[*2]患者の口腔機能管理では治療の支持療法として急性期医療機関で行う口腔機能管理に合わせて，治療終了後の晩発症状への対応では回復期医療機関，終末期への対応では療養型医療機関においても口腔機能管理が求められている．

なお，日本歯科医学会は口腔健康管理を歯科医師・歯科衛生士の関与度の強い「口腔機能管理」と「口腔衛生管理」および他職種も関与する「口腔ケア」の3つに大別（1-Ⅱ-1 p.8 参照）しているが，ここで述べる保険診療の「周術期口腔機能管理」の口腔機能管理は，それとは項目・内容が異なるものである．

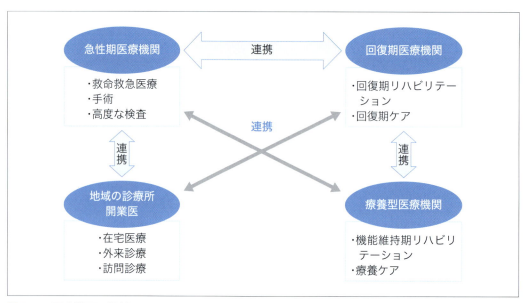

図 I-1　医療機関の役割

[*1] 急性期医療：一般病院（急性期病院），地域医療支援病院，特定機能病院などにおける治療を中心とした医療のこと．
[*2] が　ん：「悪性腫瘍」，「悪性新生物」と同じ意味で使われ，すべての悪性病変（上皮性の悪性腫瘍である癌，非上皮性の悪性腫瘍である肉腫，白血病や悪性リンパ腫などの液性腫瘍）を含む表現（1-Ⅱ-2 p.15 も参照）．

周術期の口腔機能管理の目的は，①歯科疾患を有する患者や口腔衛生状態が不良の患者における口腔内細菌による感染症を中心とした合併症（手術部位の感染）の予防，②手術による外科的侵襲や薬剤投与による免疫力低下によって生じる歯性病巣感染の予防，③気管内挿管や人工呼吸器管理による誤嚥性肺炎等の術後合併症の予防，④脳卒中により生じた摂食嚥下機能障害による誤嚥性肺炎や栄養障害に関連する感染症の予防が主な目的である．

また，がん患者に対する口腔機能管理は，がん治療における口腔に関連するリスクファクターに対応して，患者が快適にかつ医療者が質の高い治療を完遂するための支持療法として位置づけられる．支持療法はがんの根治的な治療を予定通りに行うための治療の一部であり，生存率の向上に直接関与する．具体的には，①創部・誤嚥性肺炎・口腔粘膜炎の感染源の除去，②がん治療による口腔粘膜炎等の合併症への対応，③経口摂取の維持，④セルフケアの指導，⑤新たな歯科疾患（歯周病・う蝕など）の予防，⑥晩期口腔合併症への対応，⑦ QOL の向上（終末期を含む）があげられる．

2 疾患の標準的な治療法とその経過を知っておく

周術期の口腔機能管理で対象となる手術は，①頭頸部領域，呼吸器領域，消化器領域等の悪性腫瘍の手術，②心臓血管外科手術，③人工股関節置換術等の整形外科手術，④臓器移植手術，⑤造血幹細胞移植，⑥脳卒中に対する手術などがあげられる．口腔機能管理は手術前の患者に行うため，これらの治療を受ける患者は一般的にどのような症状を呈しているのか，また具体的にどのような手術が行われ，術後はどのような経過をたどるのかを知っておく必要がある．特に急性期医療機関で手術待機中の患者はさまざまな全身的リスクファクターを有することがあり，安全に口腔機能管理を実施するためにこの点に注意を払わなくてはならない．また，術後の状態や経過を知らないと術後に行うべき口腔機能管理の計画を立てることができない．急性期医療機関では，疾患ごとにこれらの治療に対するクリニカルパス[*3]があるので，これを参照することで患者の治療の流れを把握するとともに，口腔機能管理の介入のタイミングを図ることができる．

がん治療は図Ⅰ-2に示すように集学的に行われるのが今日では一般的である．いずれの治療を組み合わせるかは臓器や進行度（ステージ）によって異なるが，臓器ごとに治療ガイドラインが学会等から提示され標準化されている．したがって，がん医療に支持療法の立場で参加するためには，あらかじめ治療ガイドライン等によって担当する患者の標準的な治療を知っておく必要がある．

さらに ICU などで気管内挿管をした患者，人工呼吸器により管理された患者の口腔機能管理を行うこともある．気管内挿管に関する知識，人工呼吸器に関する知識，人工呼吸器関連肺炎（VAP）[*4]等についての知識も知らなくてはならない（図Ⅰ-3）．

[*3] クリニカルパス：治療や検査の標準的な経過を患者に説明し，かつ医療者が共通の認識で効率的な医療を行うために治療経過中に行う予定をスケジュール表のようにまとめた入院診療計画書．
[*4] 人工呼吸器関連肺炎（VAP）：人工呼吸器関連肺炎（Ventilator Associated Pneumonia）は人工呼吸管理中に発生する院内感染で VAP と表される．気管挿管による人工呼吸開始 48 時間以降に発症する肺炎と定義される．

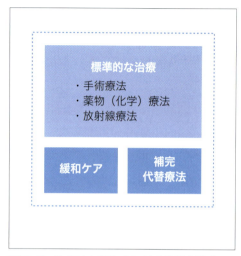
図Ⅰ-2 治療法を組み合わせる集学的治療

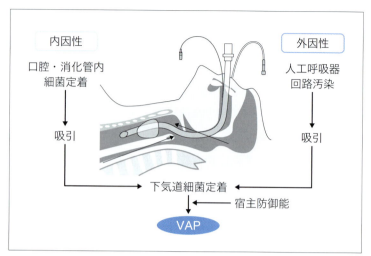
図Ⅰ-3 気管内挿管とVAP

治療方法	がん化学療法		放射線療法 (照射野に口腔を含むもの)		がん周術期	緩和ケア
	大量化学療法 造血幹細胞移植 を含む	一般的がん 化学療法	放射線治療単独	化学放射線療法	外科手術	がん終末期
治療実施 形態	入院	入院 外来	入院 (外来)	入院	入院	入院 在宅
口腔内に 起こる合 併症	・口腔粘膜炎 ・菌性感染症 ・カンジダ, 　ヘルペス感染 ・味覚異常 ・GVHD ・口腔乾燥症	・口腔粘膜炎 ・菌性感染症 ・カンジダ, 　ヘルペス感染 ・味覚異常 ・口腔乾燥症 ・BP製剤によ 　る顎骨壊死	・口腔粘膜炎 ・菌性感染症 ・カンジダ, 　ヘルペス感染 ・味覚異常 ・放射線性う蝕 ・顎骨壊死 　骨髄炎	・口腔粘膜炎 ・菌性感染症 ・カンジダ, 　ヘルペス感染 ・味覚異常 ・放射線性う蝕 ・顎骨壊死 　骨髄炎	・術後創部感染 ・術後肺炎 ・挿管時の歯牙 　脱落,破折	・口臭(不衛生) ・菌性感染症 ・味覚異常 ・口腔乾燥症 ・誤嚥性肺炎 ・義歯不適合 ・カンジダ, 　ヘルペス感染

図Ⅰ-4 がん治療と口腔に関連する症状

③ がん治療で発生する口腔症状とその発生時期を把握する

図Ⅰ-4にがん治療と口腔に関連する症状を示す．手術，化学療法（抗がん薬治療），放射線治療，さらに終末期のいずれにおいても口腔粘膜炎をはじめとした症状を呈することがわかる．しかし，それぞれの症状は治療によってその発現時期と予後が異なるため(例：化学療法による口腔乾燥は回復するが，放射線治療による口腔乾燥は回復しない)，その病態を理解した上で口腔機能管理を計画・実施しなくてはならない．

④ 口腔機能管理を計画・実施するために検査データを評価できる

病院における口腔機能管理は，治療を担当する医師からの依頼を受けた歯科医師が患者を診察して管理計画を立案し，その実施は内容によって歯科医師または歯科衛生士が担当する．保険診療ではそれらの一連の依頼，管理計画，実施内容とその評価を文書によって記録する必要がある．歯科衛生士は管理計画の立案に関与し，実質的には患者への直接的な対応をする中心的な存在であるため，それらの文書の記載も行わなければならない．し

たがって，手術やがん治療の概要を理解しておくことに加えて，血液検査をはじめとする臨床検査データから患者の全身的状態をある程度は把握できなければならない．特に化学療法では骨髄機能（白血球数・赤血球数・ヘモグロビン量・血小板数など），肝機能（AST, ALT, ALP, 総タンパクなど）・腎機能（クレアチニン，BUN など）の低下をきたし，易感染・易出血の状態となり，歯科的対応を回避しなければならない時期も存在するので関連する検査データを評価できる知識をもっていることは重要である．

病院内の口腔機能管理に従事する歯科衛生士は，一般的な病名，医学用語を把握し，また血液検査のデータから貧血，白血球減少，血小板の減少，肝・腎機能障害，低栄養などの症状を推測できるなど，カルテに記載された情報を読み解く知識をもち合わせておく必要がある．

⑤ 医療環境への対応と院内感染の防止に配慮する

病院における口腔機能管理は，歯科あるいは歯科口腔外科の外来，病棟のベットサイドの他，ICU・HCU・クリーンルームなどでも実施する機会が多い．病院ではそれぞれの施設の管理方法が定められているので，それを遵守して入室することが必要である．病棟で口腔機能管理を実施する場合，歯科衛生士は何人かの患者を担当し各病室を訪室することになるので，院内感染の媒介にもなりうる立場である．いうまでもなく口腔機能管理を必要とする患者の多くは，免疫力が低下し易感染状態にある．歯科衛生士は訪室にあたって患者ごとにグローブとガウンを交換し，スタンダードプリコーションと院内の感染予防対策マニュアルを厳守して，院内感染の防止に充分な配慮をする必要がある．

文献

1) 木村憲洋，川越　満：病院のしくみ．日本実業出版，東京，2005．
2) 藤本篤士，武井典子，片倉　朗，大野友久，糸田昌隆，杉山　勝，吉江弘正，小林芳友：5疾患の口腔ケア．医歯薬出版，東京，2014．
3) 片倉　朗，野村武史，澁井武夫，齊藤寛一，三條祐介，大屋朋子，財津　愛，小島沙織：特集 がん患者さんと歯科衛生士．デンタルハイジーン，37(3)：260-276, 2017．

（片倉　朗）

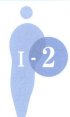

I-2 周術期口腔機能管理の実際

症例1 手術前後の周術期口腔機能管理（病院歯科あり）食道がん（T2M1N0）

【基本情報】

患　者	○○　○○○　63歳　男性
依頼内容	2月1日に食道がんにて胸腔鏡下食道切除，リンパ節郭清を予定しています．周術期口腔機能管理をお願いします． 　　　　　　　　　　　　　　　20XX年1月15日　消化器外科　○○○○
経　緯	20XX年11月下旬より食事時のつかえ感を自覚．しばらく放置していたが，食事困難となり12月初めに当院外科受診．血液検査，尿検査，CT検査，内視鏡検査にて食道がんと診断される．
主病名・治療内容	主病名：食道がん　　治療内容：手術療法（胸腔鏡下食道切除術　リンパ節郭清）
既往歴	今回の術前の血液検査にてHbA1c8.8　肝機能障害，脂質異常あり 　→11/8内科受診し，食事1600 kcaL　甘い飲み物一切禁止，丼もの・ラーメン禁止 　　トラゼンタ®内服開始
処方薬	トラゼンタ®，エパデール
体重・身長	身長175 cm　体重80 kg　BMI 26.1
家族背景	4人家族（本人，妻，長男，長女）　現在は妻と2人暮らし　キーパーソンは妻
職　業	自営業
生活習慣	喫煙：30本/日×35年，飲酒：機会飲酒 日本酒1合/日×28年 既往歴：脂質異常症，糖尿病，肝機能障害
血液データ	白血球数（WBC）　　6600（/μL）　　　TP　　　　7.5（g/dL） 好中球（NEUT）　　66.1（%）　　　　ALB　　　 3.1（g/dL） リンパ球（LYMPH）　24（%）　　　　　AST　　　 98（U/L） 赤血球数（RBC）　　423（万/mL）　　 ALT　　　120（U/L） ヘモグロビン（Hb）　12.5（g/μL）　　 UN　　　 11.1（mg/dL） ヘマトクリット（Ht）40（%）　　　　 クレアチニン 0.9（mg/dL） MCV　　　　　　　 92.5（fl）　　　　Na　　　 138（mmol/L） MCH　　　　　　　 29.7（pg）　　　　K　　　　 4.7（mmol/L） MCHC　　　　　　 31.3（%）　　　　 Ca　　　　9.8（mg/dL） 血小板数（PLT）　　33.4（万/μL）　　 CRP　　　 1.13（mg/dL） 　　　　　　　　　　　　　　　　　　血糖　　　246（mg/dL） 　　　　　　　　　　　　　　　　　　HbA1c　　 8.8（%）

【初診時の口腔内写真】

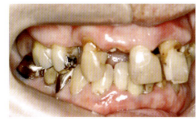
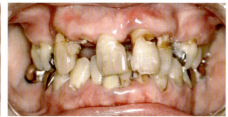
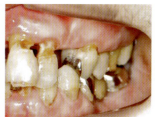
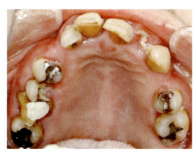
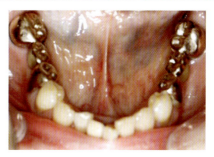

【パノラマエックス線写真】

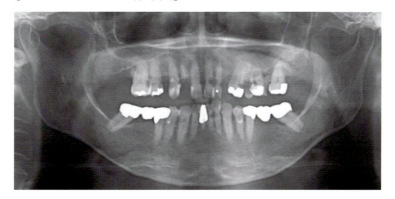

【歯周組織検査】

BOP		●			×	●	●	●		●	●	
動揺度	0	0		1	×	1	0	0		0	1	1
歯周ポケット	3	4		3	×	3	3	3		4	4	4
プラーク	◩	◪		◪		◪	◪	◪		◪	◪	
上	8	7	6	5	4	3	2	1	1	2	3	4	5	6	7	8
下	8	7	6	5	4	3	2	1	1	2	3	4	5	6	7	8
プラーク	◪	◩		◪		◪	◪	◪	◪	◪	◪		◪		◪	
歯周ポケット	5	5		3	3	3	4	4	3	3	3	4	3		7	
動揺度	0	1		1	0	0	0	0	0	0	0	0	0		0	
BOP						●	●	●	●	●	●				●	

【歯科医師による診察結果】

【口腔内所見】 全顎的に歯石の沈着あり　歯肉に発赤と腫脹あり
　　　　　　　 2̲：う蝕症4度　1̲4̲5̲, 1̄：う蝕症3度

【治療方針】 2̲：抜歯術，1̲4̲5̲, 1̄：う蝕処置
　　　　　　 欠損部補綴処置はかかりつけ歯科医院に依頼

【周術期等口腔機能管理計画書】

基礎疾患の状態・生活習慣

☑ 糖尿病　　□ 高血圧　　□ 呼吸器疾患　　□ 循環器疾患
☑ その他（脂質異常症，糖尿病*，肝機能障害）　　　　　　　　　＊→ p.59 コラム 3 参照

主病の手術等の予定

病名　　（　　　　　　　　　　　　　　　　　　　　　　　　　　　　　）
治療予定
☑ 手術　　　　　手術予定日　2 月 1 日：術式（　胸腔鏡下食道切除術　リンパ節郭清　）
□ 化学療法　　　投与開始日
□ 放射線療法　　開始予定日
□ 緩和ケア

口腔内の状態等（現症及び手術等によって予測される変化）

口腔衛生状態　　：□ 良好　　　□ 普通　　　☑ 不良
歯周病　　　　　：□ なし　　　☑ あり　　　むし歯　　：□ なし　　　☑ あり
入れ歯の不具合　：□ なし　　　☑ あり　　　粘膜の変化：☑ なし　　　□ あり
治療に伴う口腔の変化：□ なし　　☑ あり
　（　手術後の肺炎予防のため，口腔清掃を行う　　　　　　　　　　　　　　　　）

周術期口腔機能管理において実施する内容・セルフケアに関する指導方針など

管理指導　：☑ 歯磨き指導　　　☑ うがい方法　　　☑ 舌・口腔粘膜の清掃方法
　　　　　　□ 保湿方法　　　　□ 口腔機能訓練　　□ その他
処置　　　：☑ 歯周病　　　　　□ むし歯　　　　　□ 抜歯　　　　　□ 入れ歯
　　　　　　☑ その他（毎食後に歯を磨く，頻回に含嗽を行う，舌ブラシ，歯間ブラシを使用する）

【経過記録】

日時	記　　録	算定
1 月 15 日 術前 17 日	初診 【口腔内所見】 　全顎的に歯石の沈着あり　歯肉に発赤と腫脹あり 　2｜：う蝕症 4 度　｜145 　1｜：う蝕症 3 度 【治療方針】 　2｜：抜歯術，｜145 　1｜：う蝕処置 　欠損部補綴処置はかかりつけ歯科医院に依頼	初診料 282 点 歯科外来環境体制加算 25 点 パノラマエックス線撮影 402 点 歯周基本検査 200 点 周術期等口腔機能管理策定料 300 点 周術期等口腔機能管理料（Ⅰ） 280 点
1 月 17 日 術前 15 日	2｜抜歯術施行	再診料 77 点 抜歯術 155 点 処方料 68 点

① 周術期口腔機能管理の実際

1月24日 術前8日	抜歯窩の洗浄 抜歯後の治癒経過良好．歯科医師より歯科衛生士に周術期口腔衛生管理の指示	再診料 77点
	歯科衛生士による口腔衛生管理を開始（初回） 【歯科衛生士業務記録】 S：特に歯に痛みはない． O：＜視覚検査＞ 　・下顎前歯部舌側に歯石沈着あり． 　・清掃状態は不良．全顎的にプラーク付着あり． 　・歯肉発赤，腫脹あり．スケーリング時に出血しやすい． A：手術前までに徹底したプラークコントロールの必要あり P：＜治療方針＞TBI，SC，洗浄，歯面清掃，再評価 　・ブラッシング指導（TBI）11：00〜11：20（DH ○○） 　（15分以上） 　　プラーク染め出しを行い，基本的なブラッシング方法を指導 　　口腔内状況が不良であるために起きうる口腔内トラブル（歯の脱落など）や人工呼吸器関連肺炎（VAP）などの合併症，創部感染のリスクを説明し，口腔衛生管理の重要性を伝えた． 　・スケーリング 　・洗浄（0.025％ヂアミトール®） 　・口腔衛生管理の重要性を説明 【Point】 手術前には，口腔衛生管理の重要性をまず説明し，患者の協力を得ることが重要である．歯科初診時に説明は受けているが，実際に何をするのかをわかっていないことも多い．パンフレット等を使用し，なぜ口腔衛生管理が必要なのかを十分に説明し理解を得るよう心掛ける．また，患者によっては，手術への不安が大きくなっていることもあるため，患者の思いに寄り添い傾聴することが大切である．	全顎スケーリング 68＋38×5点 歯周基本治療処置 （月1回） 10点 歯科衛生士実地指導料 （月1回） 80点
1月31日 術前1日	歯科衛生士による口腔衛生管理（術前） 【歯科衛生士業務記録】 S：言われたとおり磨いている． O：・本日より入院．明日手術予定 　・以前に比べて，プラークは減少．歯頸部プラーク付着あり．歯肉出血も軽減してきている． A：術直前の口腔衛生管理 　・手術前に口腔内をプラークフリーにする必要がある P：・スケーリング 　・歯面研磨 　・洗浄（0.025％ヂアミトール®） 【Point】 術前はPMTCを行い，口腔内をプラークフリーの状態にする．歯肉縁下歯石はできるだけ，手術前に除去しておくことが望ましい．しかし，日程上難しい場合などは，出血・感染のリスクを考え，歯肉縁上のみのスケーリングを行うこともある．	再診料 77点 周術期等口腔機能管理料（Ⅱ）術前 500点 周術期等専門的口腔衛生処置1手術前 92点

症例1 手術前後の周術期口腔機能管理（病院歯科あり）食道がん

2月1日　全身麻酔下にて食道がん手術

2月2日 術後1日	歯科衛生士による口腔衛生管理（術後①） 【歯科衛生士業務記録】 S：手術したところが痛い. O：手術後1日目　集中治療室にて管理中.　ベッド上安静のため訪室 　　・酸素投与5リットルマスク　SpO_2：96〜99% 　　・口腔内乾燥あり.　舌苔軽度に付着 　　・清掃状態はおおむね良好 A：酸素投与による口腔乾燥 　　術後の感染予防のための口腔衛生管理 P：・コンクール綿球（0.0012%希釈）にて清拭 　　・ブラッシング 　　・保湿剤塗布 　　・看護師へ口腔内の保湿剤の使用や頻回に口腔内を湿潤させるよう指導 【Point】 術直後*は絶食状態や酸素吸入などにより，唾液の分泌が減少することや，経口挿管によって常に開口状態にあったことから，口腔乾燥を伴いやすい.　自浄作用が低下することにより，口腔内の細菌が繁殖しやすい状態にある.　そのため，口腔内を清潔に保つだけでなく，保湿剤を上手に使い，口腔内を湿潤させておくことが重要である.　また，ブラッシング時に遊離した汚染物が食道に流れ込むと，創部感染を誘発するリスクがあるため，吸引により確実に回収することが重要である.　その際，咽頭付近にガーゼをおきながらブラッシングすると流れ込みの防止に役立つ.	再診料 77点 周術期等口腔機能管理料（Ⅱ）手術後 300点 周術期等専門的口腔衛生処置（Ⅰ）手術後 92点 *→ p.59 コラム4参照
2月4日 術後3日	歯科衛生士による口腔衛生管理（術後②） 【歯科衛生士業務記録】 S：まだまだ痛い. O：手術後3日目　昨日一般病棟へ転棟.　ベッド上安静のため訪室 　　　口腔乾燥はやや軽減 　　　舌苔付着あり A：術後の感染予防のための口腔衛生管理 P：・コンクール綿球（0.0012%希釈）にて清拭 　　・ブラッシング 　　・保湿剤塗布 【Point】 術後合併症がなければ早期から，患者自身によるブラッシング，含嗽を開始する.　リハビリの状況などを確認し，離床の進み具合に応じてセルフケアの開始時期は判断する.　このとき，誤嚥の危険性があるため，体位には十分注意する必要がある.　また，患者自身のセルフケアが十分にできていない場合もあるため，看護師にはセルフケアの介助の必要性を説明しておく.	再診料 77点 周術期等口腔機能管理料（Ⅱ）手術後 300点
2月8日 術後7日	歯科衛生士による口腔衛生管理（術後③） 【歯科衛生士業務記録】 S：少し動けるようになってきた. O：手術後7日目　リハビリを始め，離床勧めている.　車い	再診料 77点 歯科衛生士実地指導料 80点

	すにて歯科外来に来院. 　口腔乾燥は改善，臼歯部プラーク（＋） 　舌苔（＋） 　自己にてブラッシング，含嗽可能になった. 　食事開始時期が迫っているため，昨日より言語聴覚士に 　よる嚥下訓練を開始された A：術後の感染予防のための口腔衛生管理 　食事開始時の誤嚥を予防 P：・ブラッシング指導（TBI）11：00〜11：20（DH ○○） 　（15 分以上） 　絶食期間のため，舌苔付着あり. 舌ブラシでの舌清掃を指 　導 　・歯面清掃　・洗浄（0.025％ヂアミトール®）	歯周基本治療処置 10 点
2 月 15 日 術後 14 日	歯科衛生士による口腔衛生管理（術後④） 【歯科衛生士業務記録】 S：昨日からご飯を食べ始めた. O：手術後 14 日目　昨日より流動食開始. 状況をみて食上げ 　方針あり 　ムセ込みなく，食事 6 割摂取可能 　流動食の食渣（＋） A：流動食のため，食渣残りやすい 　継続的な口腔管理の必要あり P：・歯面清掃 　・洗浄（0.025％ヂアミトール®） 【Point】 流動食は歯や粘膜にこびりつきやすく，口腔内に停滞しやすい. また，除去しにくいため，汚染の原因となることがある. 食事 開始して間もないので，誤嚥や不顕性誤嚥も考え，口腔内はで きるだけ清潔に保つことが重要である. 絶食期間が長期にわた ると，口腔内の自浄作用も低下するため，含嗽指導や保湿剤の 使用も必要となる.	再診料 77 点
2 月 22 日 術後 21 日	歯科衛生士による口腔衛生管理（術後⑤） 【歯科衛生士業務記録】 S：明後日退院 O：手術後 21 日目. 食事も刻み食へ食上げ. ムセなく摂取可 　能 ＜歯周検査より＞　全顎的にポケット 4〜5mm 　　　　　　　　　以前に比べ，歯肉発赤，腫脹が軽減. A：今後はかかりつけ歯科での継続的な口腔管理が必要. P：・歯周基本検査	再診 77 点 歯周基本検査 200 点 診療情報提供料（Ⅰ） 250 点

【周術期口腔機能管理報告書】

1. 口腔内状態の評価

口腔衛生状態	□ 良好	□ 普通（改善すべき点あり）	☑ 不良
口腔機能の状態	□ 良好	□ 普通（改善すべき点あり）	☑ 不良
歯の状態	□ 良好	☑ むし歯あり	□ 固定すべき歯あり
歯肉の状態	□ 良好	☑ 歯石あり	☑ 炎症あり
入れ歯の状態	☑ なし	□ あり	
		：□ 適合良好　　□ 適合不良　　□ 未使用	
粘膜の変化	☑ なし	□ あり（　　　　　　　　　　）	
口腔乾燥	□ なし	☑ やや乾燥	□ 乾燥強い
その他	（　　　　　　　　　　　　　　　　　　　　　　　　　　）		

2. 具体的な実施内容・指示内容

実施内容： ☑ 専門的口腔清掃　　□ 口腔機能訓練
　　　　　 □ むし歯の治療　　☑ 歯周病治療　　□ 入れ歯　　□ 抜歯　　□ 歯の固定
　　　　　 □ その他（　　　　　　　　　　　　　　　　　　　　　　　　　　）
指導内容： ☑ 歯みがき指導　　☑ うがい方法　　☑ 舌・口腔粘膜の清掃方法
　　　　　 ☑ 保湿方法　　□ 口腔機能訓練　　□ その他

3. その他

特記事項なし

【コラム1】食道がんの手術

食道がんの手術は，食道だけでなくのどや胃に及ぶこともあり，他の消化器がんの手術に比べ，侵襲が大きく，患者の負担が大きい．また，食道がんは，頸部，胸部，腹部のリンパ節にも転移することがあり，この3つの領域を郭清する手術も行われることがある．このことから術後合併症の発症率は他の消化器がんの手術より高いといわれている．おもな合併症として，肺炎，縫合不全，反回神経麻痺，出血，膿胸，肺塞栓症などがある．現在，食道がんの手術は低侵襲で術後の疼痛や合併症の少ない胸腔鏡・腹腔鏡下手術が増加しているが，この場合でも，術前から口腔健康管理を行い，合併症のリスクを軽減させることが重要である．

【コラム2】食道がんの術後管理について

食道がん患者の周術期口腔衛生管理の目的は，合併症の予防である．手術療法後には，摂食嚥下障害が発現し，誤嚥性肺炎のリスクが高まる．開胸，開腹を伴う食道がんの手術は侵襲が大きいため，術後は集中治療室（ICU）で挿管チューブを留置し管理を行う．
①人工呼吸器関連肺炎（VAP）や誤嚥性肺炎の予防
術後は侵襲が大きいために，ICUなどでの管理になるが，この時期に口腔内環境が不衛生であると誤嚥性肺炎や不顕性誤嚥を発症しやすくなる．また，気管挿管が長期化するとVAPの発症リスクが上がる．
②創部の感染予防
食道は口腔に近く，口腔内の細菌が術部に感染することがある．
③摂食嚥下機能の維持，向上
術後合併症である反回神経麻痺などにより，嚥下機能が低下すると，誤嚥性肺炎のリスクが高くなる．また，患者の高齢化により，術前より嚥下機能が低下している場合もあるため，術前より低下させないようにしなければならない．

【コラム3】糖尿病について

主な合併症としては，神経障害，網膜症，腎症などが知られているが，これらは年単位で進行する慢性合併症である．周術期管理上で問題となるのは，急性合併症で，高（低）血糖症，感染症などである．重症化すると，意識障害や昏睡状態，また重症感染症になることがあるため，治療を行う当日のバイタルサイン，直近の空腹時血糖や HbA1c などの検査データを確認する必要がある．

文献
1) 日本糖尿病学会 編：科学的根拠に基づく糖尿病診療ガイドライン．南光堂，東京，2016．

【コラム4】 術直後48時間以内の口腔衛生管理の効果と重要性について

手術中は，出血や体液の曝露，挿管チューブや酸素マスクの装着により，口腔環境が悪化していることが多い．このため，手術直後の口腔衛生管理が重要となる．人工呼吸器関連肺炎（Ventilator Associated Pneumonia：VAP）は，挿管後48時間以降に発症し，その発症率は5～67％，死亡率は24～76％と報告されている．一般的に初期のVAPは主に口腔常在菌が原因とされ，長期化すると菌交代にともなう緑膿菌やMRSAが原因になるといわれている．また，人工呼吸管理が1日増えるごとにVAP発生率が1％上昇すると報告されている．したがって，VAPを含めた肺炎発症の予防のためには，術後48時間以内の口腔衛生管理が極めて重要となる．

文献
1) Suka M, Yoshida K, Uno H, Takezawa J. Incidence and outcomes of ventilator-associated pneumonia in Japanese intensive care units : the Japanese nosocomial infection surveillance system. Infect Control Hosp Epidemiol 28 : 307-13, 2007.
2) Mori, H., Hirasawa, H., Oda, S., Hidetoshi, S., Matsuda, K., & Nakamura, M. Oral care reduces incidence of ventilator-associated pneumonia in ICU populations. Intensive Care Med, 32 : 230-236, 2006.

（野村武史）

症例 2 舌がん（T3N0M0）の周術期口腔機能管理（病院歯科あり）

【基本情報】

患　者	○○　○○○　80歳　女性
依頼内容	いつも大変お世話になっています． 病名：右側舌がん（T3N0M0） 舌がんにて6月24日より放射線療法を予定しています． 周術期口腔機能管理をお願いします． 　　　　　　　　　　　　　　　　20XX年5月25日　頭頸部外科　○○○○
経　緯	20XX年4月中旬より左側舌縁部の疼痛を自覚した．その後症状が改善しないため，精査・加療を目的として当院頭頸部外科に紹介され来院した．組織検査，血液検査，尿検査，CT検査にて，舌がんと診断された．治療方針について相談したところ，舌の形態，機能温存を強く希望され，手術療法は選択されず放射線治療を計画した．
主病名・ 治療内容	主病名：左側舌がん　　治療内容：リニアックによる外部照射
既往歴	花粉症
処方薬	パキシル®，ルボックス®
体重・身長	身長153cm　体重47kg　BMI 20.1
家族背景	独身，キーパーソンは弟
職　業	なし
生活習慣	喫煙：なし，飲酒：機会飲酒 ビール1本/日×35年 既往歴：うつ病
血液データ	白血球数（WBC）　4000（/μL）　　TP　　　　　6.2（g/dL） 好中球（NEUT）　68.1（%）　　　ALB　　　　3.1（g/dL） リンパ球（LYMPH）19（%）　　　　AST　　　　8（U/L） 赤血球数（RBC）　400（万/μL）　ALT　　　　14（U/L） ヘモグロビン（Hb）12.5（g/μL）　UN　　　　　10.9（mg/dL） ヘマトクリット（Ht）40（%）　　　クレアチニン 0.8（mg/dL） MCV　　　　　　　92.3（fl）　　CRP　　　　0.09（mg/dL） MCH　　　　　　　31.3（pg）　　Na　　　　　140（mmol/L） MCHC　　　　　　33.9（%）　　Ca　　　　　9.6（mg/dL） 血小板数（PLT）　27.2（万/μL）血糖　　　　73（mg/dL） 　　　　　　　　　　　　　　　　　HbA1c　　　5.3（%）

【初診時の口腔内写真（※義歯装着時の写真）】

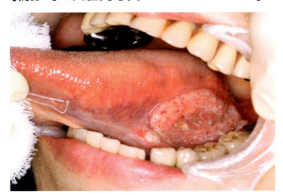

【パノラマエックス線写真】

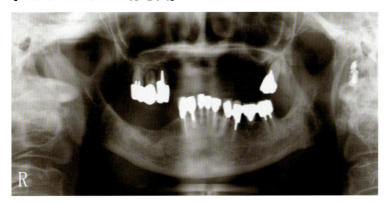

【歯周組織検査】

BOP			●	●										●	
動揺度		1	2	2										2	
歯周ポケット		4	7	6										4	
プラーク	✕	◣◥	✕	✕	✕	✕	✕	✕	✕	✕	✕	✕	✕	◣◥	✕
	8	7	6	5	4	3	2	1	1	2	3	4	5	6	7	8
	8	7	6	5	4	3	2	1	1	2	3	4	5	6	7	8
プラーク	✕	✕	✕	✕	✕	◣◥	◣◥	✕	◣◥	◣◥	◣◥	✕	✕	✕	✕	✕
歯周ポケット						3	3		3	4	3	—		3		
動揺度						0	0		0	0	0	0		0		
BOP						●	●	●				●				

【歯科医師による診察結果】

【口腔内所見】 全顎的に歯石の沈着あり，歯肉に発赤と腫脹あり

【治療方針】 65|，|7 抜歯術，義歯作製は，かかりつけ歯科医院に依頼

【周術期等口腔機能管理計画書】

基礎疾患の状態・生活習慣
□ 糖尿病　　□ 高血圧　　□ 呼吸器疾患　　□ 循環器疾患　　☑ その他（　　うつ病　　）

主病の手術等の予定
病名　　（　舌がん（T3N0M0 ステージⅢ）　　　　　　　　　　　　　　） 治療予定 □ 手術　　　　　　手術予定日　　　　　　　　：術式（　　　　　　　　　　　） □ 化学療法　　　投与開始日 ☑ 放射線療法　　開始予定日　　6 月 25 日〜8 月上旬 　　　　　　　　　　　（＊終了日は放射線科医が通常効果をみながら決めることが多い） □ 緩和ケア

口腔内の状態等（現症及び手術等によって予測される変化）
口腔衛生状態　　　：□ 良好　　□ 普通　　☑ 不良 歯周病　　　　　　：□ なし　　☑ あり　　　むし歯　　：□ なし　　☑ あり 入れ歯の不具合　　：☑ なし　　□ あり　　　粘膜の変化：□ なし　　☑ あり 治療に伴う口腔の変化：□ なし　　☑ あり 　　（　　　　　　　　　　　　　　　　　　　　　　　　　　　　　　　　　　　）

周術期口腔機能管理において実施する内容・セルフケアに関する指導方針など
管理指導　：☑ 歯磨き指導　　　☑ うがい方法　　　☑ 舌・口腔粘膜の清掃方法 　　　　　　☑ 保湿方法　　　　□ 口腔機能訓練　　□ その他 処置　　　：☑ 歯周病　　　　　☑ むし歯　　　　　□ 抜歯　　　　☑ 入れ歯 　　　　　　□ その他

【経過記録】

日時	記　　　録	算定
5 月 25 日	初診 【口腔内所見】 　全顎的に歯石の沈着あり　歯肉に発赤と腫脹あり 【治療方針】 　<u>65</u>, <u>7</u>　抜歯術 　義歯作製は，かかりつけ歯科医院に依頼	初診料 282 点 歯科外来環境体制加算 25 点 パノラマエックス線撮影　402 点 歯周基本検査 50 点 周術期等口腔機能管理策定料 300 点 周術期等口腔機能管理料（Ⅲ） 190 点
5 月 28 日	<u>65</u>, <u>7</u>　抜歯術施行	再診料　77 点 抜歯術　265×3 点 処方料　68 点
6 月　4 日	抜歯窩の洗浄 抜歯後の治癒経過良好. 歯科医師より歯科衛生士に周術期口腔衛生管理の指示	再診料 77 点

6月18日	歯科衛生士による口腔衛生管理を開始（初回） 【歯科衛生士業務記録】 S：これからの治療に不安がある. O：来週より舌がんに対し，放射線治療開始（6/25〜） 　　＜視覚検査＞下顎前歯部に歯石（＋） 　　　　　　　　全顎的に歯肉腫脹，発赤を認める 　　　　　　　　清掃状態は不良．右上ブリッジ部，⌊7 にプ 　　　　　　　　ラーク付着あり 　　＜歯周検査＞下顎ポケット 3〜4 mm，BOP（＋） A：放射線治療前に口腔内環境を整えておく必要がある. 放射線療法における口腔有害事象の予防・症状緩和に対する口腔衛生管理 P：＜治療方針＞TBI，SC，洗浄，歯面清掃，再評価 　・ブラッシング指導（TBI）11：00〜11：20（DH ○○） 　　（15 分以上） 　　プラーク染め出しを行い，基本的なブラッシング方法を指導 　　放射線療法における口腔有害事象（口腔粘膜炎，放射線性顎骨壊死，口腔乾燥，味覚異常など）について説明し，口腔衛生管理の重要性を伝えた. 　・スケーリング 　・洗浄（0.025％ヂアミトール®） 　・口腔衛生管理の重要性を説明 　・口腔衛生保持のため含嗽指導（アズノール®うがい液） 【Point】 　頭頸部がんの放射線療法＊では，口腔内が照射野に含まれるためほぼ 100％口腔粘膜炎が発症する．放射線治療中は，粘膜のびらんや潰瘍により，強い疼痛が生じるため，セルフケアが困難となる．患者にはできる限りの清潔保持，保湿を心がけてもらうことが重要であることを説明する．また，疼痛が強い時には表面麻酔薬を用いて，含嗽，口腔清掃，食事指導を行う.	全顎スケーリング 68＋38×5 点 歯周基本治療処置 （月 1 回） 10 点 歯科衛生士実地指導料 （月 1 回） 80 点 周術期等専門的口腔衛生処置 1 92 点（周Ⅲ算定月に 1回） ＊→ p.67 コラム 1, 2参照
7月9日 照射後 2 週目	歯科衛生士による口腔衛生管理 【歯科衛生士業務記録】 S：2〜3 日前から，口の中が少しひりひりする感じがする. O：放射線療法開始 2 週目　照射量 total 22 Gy 　　舌にやや発赤を認める（図 1 Grade1） 　　食事時，ブラッシング時の疼痛は自制内 　　清掃状態はおおむね良好．下顎左側ブリッジ部にプラーク付着 A：放射線療法による口腔粘膜炎 　　下顎左側は放射線照射野のため，痛みがあり，磨けていない P：・ブラッシング指導（TBI）11：00〜11：20（DH ○○） 　　（15 分以上） 　　　下顎左側に対し，ポイントブラシの使用を指導 　　　歯ブラシは軟毛歯ブラシへ変更，引き続き含嗽を継続 　・歯面清掃 　・粘膜清拭（0.025％ヂアミトール® につけた綿球にて清拭）	再診料 77 点 周術期等口腔機能管理料（Ⅱ） 周術期等専門的口腔衛生処置 1 手術前　92 点

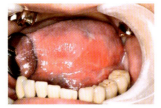
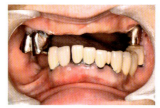

図1　口腔粘膜炎（Grade1）

【Point】
　放射線療法における口腔粘膜炎の発生*は15〜20 Gy照射後からが多い．この時期に口腔粘膜炎の有無，唾液の性状・量，口腔乾燥の程度やセルフケアの実施状況について確認する．症状に応じて，局所麻酔薬入りの含嗽薬の使用や，セルフケア用品の変更を行う．

*→p.67 コラム3参照

7月17日 照射後3週目	歯科衛生士による口腔衛生管理 【歯科衛生士業務記録】 S：痛みが強くなってきて，うまく磨けない． 　　ご飯を食べるのも少しつらくなってきた． O：放射線治療開始3週目　照射量 total 32 Gy 　　舌に発赤，びらん形成あり（図2 Grade2） 　　口唇にも発赤が認められる 　　下顎の前歯部にプラーク付着あり A：放射線療法における口腔粘膜炎の発生 　　粘膜炎の疼痛による食事困難が予測される P：・歯面清掃（ブラッシング）（図3） 　　・粘膜清拭（0.025%ヂアミトール®につけた綿球にて清拭） 　　・食事前にも局所麻酔薬入り含嗽薬での含嗽を指導	

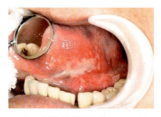

図2　口腔粘膜炎（Grade2）

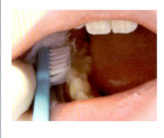
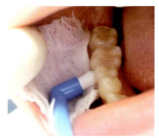

図3　口腔粘膜炎周囲のケアの方法

【Point】
　疼痛*がひどい場合には，ケアを開始する前にも，局所麻酔薬入りの含嗽剤を使用してもらう．粘膜炎発生部分のケアを行う際には，直接器具が接触しないように，生理食塩水で湿らせたガーゼでびらんや潰瘍部分を覆い，保護しながら愛護的にケア

*→p.67 コラム4参照

	を行う. また, 栄養摂取のサポートも重要となってくる. 極度に熱い・冷たいものや固い食品, 味の濃い食品は避け, 摂取量が維持できるように食形態にも考慮するよう指導する. 十分に摂取できない場合には, 濃厚流動食や栄養補助食品を紹介する.	
7月23日 照射後4週目	歯科衛生士による口腔衛生管理（術後②） 【歯科衛生士業務記録】 S：口の中が乾燥してきた 　　痛みはずっとある. ごはんが食べにくい O：放射線治療開始4週目　照射量 total 45Gy 　　粘膜に発赤, びらんあり. 先週よりも範囲が広がっている 　　（Grade2） 　　口腔乾燥感が認められる 　　左側のプラーク著明 A：放射線療法における口腔乾燥の出現 P：・歯面清掃（ブラッシング） 　　・粘膜清拭(0.025%ヂアミトール®につけた綿球にて清拭) 　　・口腔乾燥感強いため, 保湿剤の使用を勧める	再診料 77点
8月1日 照射後5週目	歯科衛生士による口腔衛生管理（術後③） 【歯科衛生士業務記録】 S：痛みが持続している. 　　ごはんは食べられない. つらい. O：放射線治療開始5週目　照射量 total 55 Gy 　　粘膜のびらん, 発赤が強い（図4 Grade3） 　　乾燥感は持続している 　　全顎的にプラーク著明 A：放射線による口腔有害事象の悪化 P：・歯面清掃（ブラッシング） 　　・粘膜清拭(0.025%ヂアミトール®につけた綿球にて清拭) 図4　口腔粘膜炎（Grade3） 【Point】 　疼痛がひどい場合には疼痛のコントロールが必要となるため, 鎮痛剤などの処方も視野に入れ歯科医師に相談する. また, 口腔内の有害事象により患者の精神状態*も不安定になる場合もあるため, 精神的なサポートも必要である.	再診料 77点 周術期等口腔機能管理計画料（Ⅲ） 190点 周術期等専門的口腔衛生処置1 92点 *→p.68 コラム6参照
8月15日 照射終了後1回目	歯科衛生士による口腔衛生管理（術後④） 【歯科衛生士業務記録】 S：まだ痛いが, 少しずつよくなっている気がする. O：放射線治療終了後1週間 　　粘膜のびらん, 発赤を認める（Grade3） 　　以前に比べ, 清掃状態は改善 　　左側に少量プラークが付着している程度 A：放射線照射は終了しているが, 粘膜炎は持続 　　晩期障害も考慮し, ケアを継続して行っていく	再診料 77点 歯周基本治療処置 10点 歯科衛生実地指導料1 80点

	P：・ブラッシング指導（TBI）11：00〜11：20（DH ○○） （15分以上） 　疼痛がひどくブラッシングができない場合には，含嗽を頻回に行うように指導. 　口腔内が乾燥しないように保湿剤を使用するよう再度説明. 　照射は終了しているので，少しずつ粘膜炎が落ち着いてくることを伝え，晩期障害についても説明した. ・歯面清掃（ブラッシング） ・粘膜清拭(0.025%ヂアミトール®につけた綿球にて清拭) 【Point】 照射後は晩期障害*が起こる可能性があるため，治療中だけでなく，治療後も継続した口腔衛生管理が必要となる.	*→ p.67 コラム5 参照
8月29日 照射後2回目	歯科衛生士による口腔衛生管理 【歯科衛生士業務記録】 S：だいぶよくなりました. O：放射線治療終了後　3週間 　粘膜のびらん，潰瘍は改善.　やや発赤している（Grade1） A：晩期障害のリスク P：・歯面清掃（ブラッシング） 　・粘膜清拭(0.025%ヂアミトール®につけた綿球にて清拭) 　経過良好のため，当院での口腔衛生管理は終了 かかりつけ歯科へ継続的な口腔機能管理を依頼，情報提供書を作成	再診 77点 診療情報提供料（I） 250点

【周術期口腔機能管理報告書】

1．口腔内状態の評価

口腔衛生状態　　　　　□ 良好　　□ 普通（改善すべき点あり）　　☑ 不良
口腔機能の状態　　　　□ 良好　　□ 普通（改善すべき点あり）　　☑ 不良
歯の状態　　　　　　　□ 良好　　□ むし歯あり　　　□ 固定すべき歯あり
歯肉の状態　　　　　　□ 良好　　☑ 歯石あり　　　☑ 炎症あり
入れ歯の状態　　　　　□ なし　　☑ あり
　　　　　　　　　　　 ：□ 適合良好　　□ 適合不良　　□ 未使用
粘膜の変化　　　　　　☑ なし　　□ あり（　　　　　　　　　　　　　）
口腔乾燥　　　　　　　□ なし　　☑ やや乾燥　　□ 乾燥強い
その他　（　　　　　　　　　　　　　　　　　　　　　　　　　　　　　）

2．具体的な実施内容・指示内容

実施内容：　☑ 専門的口腔清掃　　□ 口腔機能訓練
　　　　　　□ むし歯の治療　　☑ 歯周病治療　　☑ 入れ歯　　□ 抜歯　　□ 歯の固定
　　　　　　□ その他（　　　　　　　　　　　　　　　　　　　　　　　　）
指導内容：　☑ 歯みがき指導　　☑ うがい方法　　☑ 舌・口腔粘膜の清掃方法
　　　　　　☑ 保湿方法　　　　□ 口腔機能訓練　　□ その他

3．その他

特記事項なし

Ⅰ 周術期口腔機能管理の実際

【コラム1】頭頸部がんの放射線療法について
進行がんで手術が困難である場合，もしくは食事や発音などの機能温存の希望がある場合は，放射線治療を選択する．治療法は，リニアックによる外部照射が一般的である．毎日放射線科を受診し，1回約1.8〜2.0 Gyの分割照射を続ける．根治（完全治癒）を期待する場合は，total 60〜70 Gy 照射するのが一般的であるため，治療期間は6〜8週間となる．最近はがんに線量を集中させながら，唾液腺などの重要臓器を避けた強度変調放射線治療（IMRT）が普及している．

【コラム2】放射線治療前の口腔衛生管理で気を付けなければいけないこと
放射線治療前には，口腔衛生管理の重要性を説明し，患者の協力を得ることが重要である．放射線治療により発症する口腔粘膜炎は，重篤化すると口腔機能（摂食のための捕食機能，咀嚼機能，嚥下機能など）が低下し，QOLの低下が起こる．そのため，口腔内清掃を徹底して感染予防を行うことが重要となる．

【コラム3】口腔粘膜炎の発症機序
放射線が口腔粘膜を通過すると，直接作用によって口腔粘膜の細胞内にフリーラジカル（≒活性酵素）が発生する．このフリーラジカルは，細胞内のDNAに損傷を与え，がん細胞を死滅させるが，同時に正常な口腔粘膜にも損傷を与えてしまう．粘膜上皮の基底細胞はがん細胞と同じように分裂が盛んなため障害を受けやすい．口腔内細菌が多いと，障害を受けた粘膜の炎症が助長され，深い潰瘍を形成して難治性になる．

【コラム4】痛みの評価について
口腔内に疼痛が発現した場合は，疼痛の日常生活への影響，パターン（持続的か突出痛か），強さ，部位，経過などを客観的な評価を行う．痛みを評価するスケールとして，ビジュアル・アナログ・スケール（Visual Analogue Scale：VAS）やヌーメリカル・レイティング・スケール（Numerical Rating Scale：NRS），フェイス・ペイン・スケール（Face Pain Scale：FPS）が知られている．一般的には〈痛みがない：0〉から〈最悪な痛み：10〉までの11段階で，患者自身に数値を示してもらい，痛みを評価するNRSが臨床の現場では良く用いられている．

【コラム5】放射線の急性障害と晩期障害について
急性障害　・粘膜炎　　治療後徐々に回復（比較的速やかに回復）
　　　　　・味覚障害　治療後徐々に回復（1〜2年持続）
　　　　　・口腔乾燥　回復は困難（数年〜数十年持続）
晩期障害　・放射線性骨髄炎（数年〜数十年持続）
　　　　　・放射線性顎骨壊死　65 Gyを上回るとリスクが急激に増加
　　　　　・開口障害（瘢痕による，数年〜数十年）

症例2　舌がんの周術期口腔機能管理（病院歯科あり）

【コラム6】がん患者の精神状況

がん患者の約半数に，適応障害やうつ病，せん妄などの精神症状が発現している．その中でも，うつ病は自殺の原因となることが知られている．しかし，医療スタッフから見逃されやすいため，注意が必要である．担当するスタッフは，患者との良好なコミュニケーションを取るため，患者の訴えを傾聴し，プライバシーに配慮した対応が必要となる．

【コラム7】 エピシル®口腔用液（episil® ソレイジア・ファーマ株式会社）

がん治療に伴う口内炎に対して，疼痛緩和の目的で使用するスプレー式のハイドロゲル創傷被覆・保護剤である．2017年7月に日本で承認された．溶液を口内炎の部分に噴射することにより強固な保護膜が形成され，物理的な刺激による痛みを軽減することができる．本剤は薬効成分が含まれていないため，医薬品ではなく医療機器に分類される．したがって処方箋の交付ではなく，実費による購入が必要になる．

保険算定上の注意

適応：がん等に係る放射線治療またはがん化学療法を実施している患者

周術期等口腔機能管理計画に基づき，放射線治療又はがん化学療法に伴う口内炎に対して使用した場合に，原則10 mLを限度として算定することができる．一連の周術期等口腔機能管理を通じて1回に限りの算定となる（周術期等専門的口腔衛生処置2　100点）．

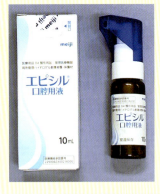 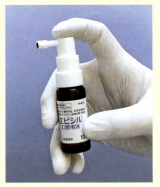

（野村武史）

文献

1) NCCN Guidelines Version. 1. 2018 Cancer of the Oral Cavity.
2) 全国共通がん医科歯科連携講習会テキスト．独立行政法人　国立がん研究センター．
3) 北川栄二ほか：5疾病の口腔ケア―チーム医療による全身疾患対応型口腔ケアのすすめ．医歯薬出版，東京，36～37，2013
4) 勝良剛嗣ほか：続5大疾病の口腔ケア―プロフェッショナルな実践のためのQ&A 55．医歯薬出版，東京，73～76，2016
5) 日本放射線腫瘍学会編：放射線治療ガイドライン2012年版．金原出版，東京，2012．
6) 髙橋三郎ほか：DSM-5 精神疾患の診断・統計マニュアル．医学書院，東京，2014．

症例3 化学療法後(院内歯科)

【基本情報】

患　者	○○　○○○　　　×5歳　女性
依頼内容	化学療法開始後の口腔粘膜炎への対応
経　緯	呼吸器内科より歯科へ院内紹介 主訴は化学療法開始後の口唇痛，ジオトリフ開始9日目
主病名・ 治療内容	主病名：肺腺腫がん　　治療内容：化学療法
既往歴	子宮筋腫
処方薬	ジオトリフ®錠，マグミット®錠，ロキソプロフェンNa錠，ベルソムラ®錠
体重・身長	身長146 cm　体重35 kg　BMI 16.4
家族構成	夫と子供2人(高校生)
職　業	会社員(受付)
生活習慣	習慣的飲料水　お茶，喫煙習慣　なし
血液データ	白血球数(WBC)　　2000 (/μL)　　CRP　　　　9.36 (mg/dL) 好中球(NEUT)　　77.7 (%)　　　ALB　　　　3.1 (g/dL) リンパ球(LYMPH)　14.9 (%)　　　T-Bil　　　0.36 (mg/dL) 単球(MONO)　　　6.9 (%)　　　　AST　　　　262 (U/L) 好酸球(EOSINO)　0.0 (%)　　　　ALT　　　　140 (U/L) 好塩基球(BASO)　0.5 (%)　　　　LDH　　　　1037 (U/L) 赤血球数(RBC)　　372 (万/μL)　　CK (CPK)　634 (U/L) ヘモグロビン(Hb)　9.9 (g/μL)　　　UN　　　　　36.1 (mg/dL) ヘマトクリット(Ht)　30.9 (%)　　　　クレアチニン　0.75 (mg/dL) MCV　　　　　　　83.1 (fl)　　　　eGFR　　　63 MCH　　　　　　　26.6 (pg)　　　　CLcr　　　48 MCHC　　　　　　32.0 (%)　　　　グルコース　143 血小板数(PLT)　　12.7 (万/μL)　　Na　　　　　137 (mmol/L) 　　　　　　　　　　　　　　　　　　K　　　　　　4.0 (mmol/L) 　　　　　　　　　　　　　　　　　　Cl　　　　　101 (mmol/L)

【初診時の口腔内写真】

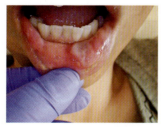

図1　左側下口唇の粘膜炎

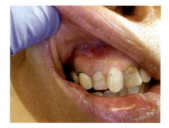

図2　右側犬歯部 歯肉頰移行部付近の粘膜炎

【ROAG（Revised Oral Assessment Guide）】

	1度	2度	3度	度数
声	正常	低い or かすれた	会話しづらい or 痛い	1
嚥下	正常な嚥下	痛い or 嚥下しにくい	嚥下不能	1
口唇	平滑でピンク	乾燥 or 亀裂 and/or 口角炎	潰瘍 or 出血	3
歯・義歯	きれい,食物残渣なし	1）部分的に歯垢や食物残渣 2）むし歯や義歯の損傷	全般的に歯垢や食物残渣	2
粘膜	ピンクで潤いあり	乾燥 and/or 赤，紫や白色への変化	著しい発赤 or 厚い舌苔，出血の有無に関わらず水疱や潰瘍	2
歯肉	ピンクで引き締まっている	浮腫性 and/or 発赤	手で圧迫しても容易に出血	1
舌	ピンクで潤いがあり乳頭がある	乾燥，乳頭の消失 or 赤や白色への変化	非常に厚い舌苔，水疱や潰瘍	1
唾液	ミラーと粘膜との間に抵抗なし	抵抗が少し増すが，ミラーが粘膜にくっつきそうにはならない	抵抗が明らかに増し，ミラーが粘膜にくっつく，あるいはくっつきそうになる	2
開口量	自力開口が可能で，開口制限なし	開口に応じるが開口制限を認める（二横指前後），意識障害などのため開口には応じないが，徒手的に開口可能	くいしばりや顎関節の拘縮のため，開口量が一横指以下	1
歯の状態	歯科治療を要する歯がない	ケアの妨げになる，あるいは感染源になるかもしれない歯がある	抜歯や削合など，早急に歯科治療を要する歯がある	1
口臭	口臭を認めない	口腔から 30 cm 以内に近づくと口臭を感じる	口腔から 30 cm 以上離れても口臭を感じる	1
			合計	16

【口腔清掃の自立度判定基準（BDR 指標）】

Brushing（歯磨き）	a. ほぼ自分で磨く 1. 移動して実施する 2. 寝床で実施する	b. 部分的には自分で磨く 1. 座位を保つ 2. 座位は保てない	c. 自分で磨かない 1. 座位, 半座位をとる 2. 半座位もとれない	a-1
Denture wearing（義歯着脱）	a. 自分で着脱する	b. 外すか入れるかどちらかはする	c. 自分では全く着脱しない	義歯なし
Mouse rinsing（うがい）	a. ブクブクうがいをする	b. 水は口に含む程度はする	c. 口に含むこともできない	a

1 周術期口腔機能管理の実際

【歯科医師による診察結果】

【口腔内所見】 ジオトリフ開始 7 日後に左下口唇粘膜面（p.69 図1）と右上犬歯部付近の歯肉頬移行部（p.69 図2）に潰瘍形成，⌐7 歯周炎

【治療方針】　A　#1 左下口唇粘膜炎
　　　　　　　　　　#2 右上犬歯部 歯肉頬移行部付近の粘膜炎
　　　　　　　　　　#3 ⌐7 歯周炎
　　　　　　　　　　#4 口唇粘膜炎の疼痛による開口制限
　　　　　　　　　　#5 口腔衛生困難
　　　　　　　　　P　#1, 2 デキサルチン® 口腔用軟膏，アズノール® うがい液
　　　　　　　　　　#3 経過観察
　　　　　　　　　　#4 歯科衛生士のブラッシング指導（ウルトラソフトやヘッドが小さいブラシ，発泡剤フリーの歯磨き粉を使用），口腔衛生の物品シート（p.74 図3）を渡す

【周術期等口腔機能管理計画書】

基礎疾患の状態
□ 糖尿病　　□ 高血圧　□ 呼吸器疾患　□ 循環器疾患　☑ その他（　　　不眠症　　　）

主病の手術等の予定
病名　　（　　　　　　　　　　　　　　　　　　　　　　　　　　　　　　　　　　　　） 治療予定 □ 手術　　　　　　手術予定日　　　　　　　　　　：術式（　　　　　　　　　　　　　　） ☑ 化学療法　　　　投与開始日　　　2×××年×月○日 □ 放射線療法　　　開始予定日 □ 緩和ケア

口腔内の状態等
口腔衛生状態　　　：□ 良好　　　☑ 普通　　　☑ 不良 歯周病　　　　　：□ なし　　☑ あり　　　むし歯　　：☑ なし　　□ あり 入れ歯の不具合　：☑ なし　　□ あり　　　粘膜の変化：□ なし　　☑ あり 治療に伴う口腔の変化：□ なし　　☑ あり （　　　　　　　　　　　　　　　　　　　　　　　　　　　　　　　　　　　　　　　）

周術期口腔機能管理において実施する内容・セルフケアに関する指導方針
管理指導　：☑ 歯磨き指導　　　☑ うがい方法　　　☑ 舌・口腔粘膜の清掃方法 　　　　　　☑ 保湿方法　　　　□ 口腔機能訓練　　☑ その他 　　　　　　（毛先の軟らかい歯ブラシや発泡剤の入っていない歯磨き粉を使用して下さい） 処置　　　：☑ 歯周病　　　　　□ むし歯　　　　　□ 抜歯　　　　　□ 入れ歯 　　　　　　☑ その他 　　　　　　（デキサルチン® 口腔用軟膏を潰瘍部へ塗布します．唇が落ち着いたら歯周病の治療をします

症例 3 化学療法後（院内歯科）

【経過記録】

日時	記　　録	算定
4月20日	初診 【口腔内所見】 　ジオトリフ開始7日後に左下口唇粘膜面と右上犬歯部付近の歯肉頬移行部に潰瘍形成 　左下口唇粘膜面に縦5mm×横5mm，右上犬歯部付近の歯肉頬移行部に縦5mm×横8mmの粘膜炎を認め，疼痛による開口制限（開口量20mm），痛みのスケールNumerical Rating Scale（NRS）*は3．アイヒナー分類A1，開口制限あるため歯周基本検査は実施せず A：#1 左下口唇粘膜炎 　　#2 右上犬歯部 歯肉頬移行部付近の粘膜炎 　　#3 疼痛による開口制限　#4 口腔衛生困難 P：#1, 2 デキサルチン軟膏，アズノール®うがい液 　　#3 経過観察 　　#4 歯科衛生士のブラッシング指導（ウルトラソフトやヘッドが小さいブラシ，発泡剤が入っていない歯磨き粉を使用），口腔衛生の物品シート（p.74 図3）を渡す． 【IC内容】 患者：唇が痛くて歯が上手に磨けません． 歯科医師：抗がん剤の副作用により口唇と歯肉に炎症が出現しています．粘膜炎に対してはデキサルチン®口腔用軟膏というステロイドの入った塗り薬とアズノール®うがい液を処方します．しかし，これらの薬は対処療法ですので，抗がん剤が続く限り症状が出る可能性はあります．また歯科衛生士に介入してもらい，アドバイスできるようにします 患者の長男：もし入院したらどうなりますか？ 歯科医師：化学療法の専門の看護師と歯科衛生士で週に1回，回診に伺います． 患者：わかりました，よろしくお願いします． コンプライアンスは良好，周術期等口腔機能計画管理書（p.71）を作成．文章提供する． 同席者：長男，○○歯科衛生士，△△がん化学療法看護認定看護師	地域歯科支援歯科初診 307点 周術期等口腔機能計画管理策定料 300点 周術期等口腔機能管理料（Ⅲ） 190点 月1回， 周術期等専門的口腔衛生処置1 92点 月1回 歯科衛生実地指導料1 80点 ＊→p.76 コラム1参照
	【歯科衛生士業務記録】14：14〜14：36 S：唇が痛くてストローを使って水分を取っています． O：開口制限を認めるが，衛生状態は比較的保たれている．下顎舌側のプラーク確認する． A：口唇の痛みのためにセルフケアが難しくなっている．ブラシの工夫などの指導が必要である P：ウルトラソフトブラシやワンタフトブラシにてブラッシング指導，特に歯頸部を重点的に実施，ブラッシング時の出血＋，発泡剤無配合の歯磨剤を推奨する．デキサルチン®口腔用軟膏とアズノール®うがい液の使用方法について説明．	
5月2日 再診　外来	S：抗がん薬が減量したのと，塗り薬の効果で唇は楽になりました．歯茎はまだ少し痛いです． O：開口量30mm，左下口唇の粘膜炎は消失，右上歯肉粘口内炎は縦1mm×横2mmへ縮小した．歯周基本検査を実施，上顎大臼歯部頬側と下顎前歯部舌側の歯肉縁上歯	地域歯科支援再診 77点 周術期等口腔機能管理料（Ⅲ） 190点 月1回，

Ⅰ 周術期口腔機能管理の実際

日付	記録	点数
	石を確認する．歯周ポケットは「7 が近心部 6 mm，出血＋を認めた．その他の部位は 3 mm 以内であった． A：#1 右上側犬歯部 歯肉頰移行部付近の粘膜口内炎 　　#2 下顎前歯部 歯肉縁上歯石　#3 「7 歯周炎 P：#1 アズノール®含嗽継続，デキサルチン®口腔用軟膏の使用 　　#2 開口障害は消失したため下顎前歯部のスケーリングは可能と判断，歯科衛生士に超音波スケーリングとポリッシングならびに衛生実地指導を指示する． 　　#3 歯間ブラシ SSS での口腔衛生指導	周術期等専門的口腔衛生処置 1 92 点 月 1 回 歯周基本検査 20 本以上 200 点 スケーリング　下顎 68 点 歯周病患者画像活用指導料 5 枚 50 点 歯科衛生実地指導料 1 80 点
	【歯科衛生士業務記録】10：34〜10：50 S：痛みは減ってきています，少し口が渇きます． O：粘膜炎は改善傾向，プラークは右上犬歯部の頰側歯頸部に少量付着しており，プラーク残留部と粘膜炎症部がほぼ一致している． P：右上犬歯部の清掃について注意を促す 　　プラーク除去の必要性についての説明 　　超音波スケーリングにて下顎舌側の縁上歯石を除去，軽度な口腔乾燥を認めるため，唾液腺マッサージ指導，試供品の保湿剤を試してもらう．	
6月2日 再診　外来	S：調子良い，痛みなくなりました． O：開口量 35 mm，右上犬歯部 歯肉頰移行部付近の粘膜炎は消失．「7 は症状なし．味覚障害−，口臭±，舌苔± A：#1 「7 歯周炎　#2 舌苔 P：#1 スケーリングとポリッシング，歯科衛生実地指導を歯科衛生士に指示する．	地域歯科支援再診 77 点 周術期等口腔機能管理料（Ⅲ） 190 点 月 1 回， 周術期等専門的口腔衛生処置 1 92 点 月 1 回 歯科衛生実地指導料 1 80 点 スケーリング（下顎） 68 点
	【歯科衛生士業務記録】9：34〜9：57 S：唇の乾燥を多少感じます．リップクリームを使っています． O：口唇乾燥（±），舌苔付着（±），保湿剤は使用している，奥舌に舌苔が少量付着している．口腔内の疼痛なし，プラークコントロール良好． P：「7 のスケーリングとポリッシングを実施後，舌ブラシを用いて舌ケアを実施する．口腔乾燥もあるため舌苔が今後増加する可能性がある，口腔乾燥と舌苔に注意していく．	
7月23日 入院	S：また口の中が痛くなってきた，皮膚も荒れてきた． O：口腔粘膜炎の再発，口腔乾燥を認め舌と頰粘膜が全体的に発赤している．プラークコントロール不良，特に下顎前歯部唇側歯頸部にプラーク認める，「7 は著変なし．歯科衛生士に対して下顎前歯のプラークコントロールを指示する．口臭＋，味覚障害＋ A：#1 舌，頰粘膜炎　#2 口腔乾燥症 　　#3 「7 歯周炎　#4 味覚障害 P：#1 アズノール®含嗽再開　#2 唾液腺マッサージ，保湿剤 　　#3, 4 経過観察	地域歯科支援再診 77 点 周術期等口腔機能管理料（Ⅲ） 190 点 月 1 回， 周術期等専門的口腔衛生処置 1 92 点 月 1 回 歯科衛生実地指導料 1 80 点
	【歯科衛生士業務記録】10：04〜10：25 S：口が渇きます．歯磨きが上手にできない． O：粘膜炎の再発，唾液の粘性が亢進している．下顎前歯部唇側にプラーク＋，粘膜炎の影響にてブラッシング不十分である．食欲不振のため，経管栄養併用となる．	

症例 3 化学療法後（院内歯科）

P：ウルトラソフトブラシやワンタフトブラシの使用方法，アズノール®含嗽について再指導する．唾液による自浄作用も低下しているため，本人が行いやすいケアの指導が必要である．

【Point】
当院では口腔衛生の物品シートを使用している．必要物品を看護師もしくは歯科スタッフが記入して院内売店で購入してもらう．

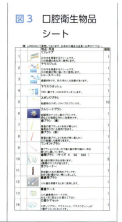

図3 口腔衛生物品シート

【周術期口腔機能管理報告書】

1. 口腔内評価

口腔衛生	□ 良好	☑ 普通（改善すべき点あり）	□ 不良
口腔機能	□ 良好	☑ 普通（改善すべき点あり）	□ 不良
歯	☑ 良好	□ むし歯あり	□ 固定すべき歯あり
歯肉	□ 良好	☑ 歯石あり	□ 炎症あり
入れ歯	☑ なし	□ あり	
	: □ 適合良好	□ 適合不良	□ 未使用
粘膜の変化	□ なし	☑ あり（　　　　　　）	
口腔乾燥	□ なし	☑ やや乾燥	□ 乾燥強い
その他 （　　　　　　　　　　　　　　　　　　　　　　　　　　　　）			

2. 具体的な実施内容・指示内容

実施内容：　☑ 専門的口腔清掃　　□ 口腔機能訓練
　　　　　　□ むし歯の治療　　☑ 歯周病治療　　□ 入れ歯　　□ 抜歯　　□ 歯の固定
　　　　　　□ その他（　　　　　　　　　　　　　　　　　　　　　　　　　）
指導内容：　☑ 歯みがき指導　　☑ うがい方法　　□ 舌・口腔粘膜の清掃方法
　　　　　　☑ 保湿方法　　□ 口腔機能訓練　　□ その他

3. その他

化学療法の副作用に対応するため口腔管理を実施しました

【経過の報告】

	1回目	2回目	3回目	4回目	5回目
管理日	4月1日	1月14日	2月18日	3月18日	4月15日
JCS*	0	0	0	0	0
NRS*	3	3	2	1	1
栄養摂取状態	経口	経口	経口	経口	経口

＊JSC：Japan Coma Scale
＊NRS：Numerical Rating Scale

【ROAG（Revised Oral Assessment Guide）】

	1度	2度	3度	4/1	1/18	2/18	3/18	4/15
声	正常	低い or かすれた	会話しづらい or 痛い	1	2	1	1	1
嚥下	正常な嚥下	痛い or 嚥下しにくい	嚥下不能	1	1	1	1	1
口唇	平滑でピンク	乾燥 or 亀裂 and/or 口角炎	潰瘍 or 出血	3	2	2	2	1
歯・義歯	きれい，食物残渣なし	1）部分的に歯垢や食物残渣 2）むし歯や義歯の損傷	全般的に歯垢や食物残渣	2	3	2	1	1
粘膜	ピンクで潤いあり	乾燥 and/or 赤，紫や白色への変化	著しい発赤 or 厚い舌苔，出血の有無に関わらず水疱や潰瘍	2	2	2	1	1
歯肉	ピンクで引き締まっている	浮腫性 and/or 発赤	手で圧迫しても容易に出血	1	2	2	1	1
舌	ピンクで潤いがあり乳頭がある	乾燥，乳頭の消失 or 赤や白色への変化	非常に厚い舌苔，水疱や潰瘍	1	2	2	1	2
唾液	ミラーと粘膜との間に抵抗なし	抵抗が少し増すが，ミラーが粘膜にくっつきそうにはならない	抵抗が明らかに増し，ミラーが粘膜にくっつく，あるいはくっつきそうになる	2	2	2	2	2
開口量	自力開口が可能で，開口制限なし	開口に応じるが開口制限を認める（二横指前後），意識障害などのため開口には応じないが，徒手的に開口可能	くいしばりや顎関節の拘縮のため，開口量が一横指以下	1	2	1	1	1
歯の状態	歯科治療を要する歯がない	ケアの妨げになる，あるいは感染源になるかもしれない歯がある	抜歯や削合など，早急に歯科治療を要する歯がある	1	1	1	1	1
口臭	口臭を認めない	口腔から 30 cm 以内に近づくと口臭を感じる	口腔から 30 cm 以上離れても口臭を感じる	1	1	1	1	1
			合計	16	20	17	13	13

【口腔清掃の自立度判定基準（BDR 指標）】

	a	b	c	4/1	1/18	2/18	3/18	4/15
Brushing（歯磨き）	a. ほぼ自分で磨く 1. 移動して実施する 2. 寝床で実施する	b. 部分的には自分で磨く 1. 座位を保つ 2. 座位は保てない	c. 自分で磨かない 1. 座位，半座位をとる 2. 半座位もとれない	a-1	a-1	a-1	a-1	a-1
Denture wearing（義歯着脱）	a. 自分で着脱する	b. 外すか入れるかどちらかはする	c. 自分では全く着脱しない	無	無	無	無	無
Mouse rinsing（うがい）	a. ブクブクうがいをする	b. 水は口に含む程度はする	c. 口に含むこともできない	a	a	a	a	a

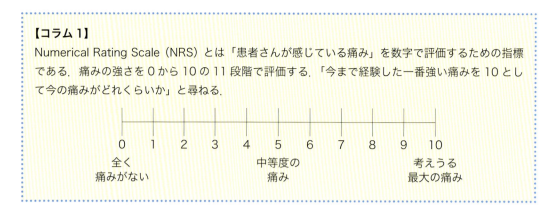

【コラム1】
Numerical Rating Scale（NRS）とは「患者さんが感じている痛み」を数字で評価するための指標である．痛みの強さを0から10の11段階で評価する．「今まで経験した一番強い痛みを10として今の痛みがどれくらいか」と尋ねる．

（尾﨑研一郎，堀越悦代）

文献

1) Farrar JT et al.：Clinical importance of changes in chronic pain intensity measured on an 11-point numerical pain rating scale. Pain, 94(2)：149-158, 2001.
2) Andersson P et al.：Oral health problems in elderly rehabilitation patients. Int J Dent Hyg, 2(2)：70-77, 2004.
3) 厚生省老人保健福祉 局老人保健課監修：寝たきり者の口腔衛生指導マニュアル．新企画出版社，東京，1993，56-57．

Ⅰ 周術期口腔機能管理の実際

症例4 化学療法と放射線治療（院内歯科）

【基本情報】

患　者	○○　○○○　　　6×歳　男性			
依頼内容	化学療法と放射線治療開始前の口腔精査			
経　緯	耳鼻科より歯科へ院内紹介			
主病名・治療内容	主病名：中咽頭がん（T3N2bM0 StageⅣa，右扁桃摘出，両側頸部郭清術後） 治療内容：放射線治療（術後右頸部照射 50 Gy/25 fr．原発巣 boost），化学療法 （セツキシマブ）			
既往歴	高血圧			
処方薬	なし			
体重・身長	身長 154 cm　体重 54 kg　BMI 22.8			
家族構成	妻と 2 人暮らし			
職　業	建設会社，現場が多い			
生活習慣	睡眠の時間帯が不規則			
血液データ	白血球数（WBC） 好中球（NEUT） リンパ球（LYMPH） 単球（MONO） 好酸球（EOSINO） 好塩基球（BASO） 赤血球数（RBC） ヘモグロビン（Hb） ヘマトクリット（Ht） MCV MCH MCHC 血小板数（PLT）	5500（/μL） 74.1（%） 18.3（%） 5.4（%） 1.3（%） 0.9（%） 501（万/μL） 15.7（g/μL） 46.5（%） 93.0（fl） 31.3（pg） 33.8（%） 54.3（万/μL）	CRP T–Bil AST ALT LDH CPK UN クレアチニン eGFR CLcr グルコース Na K Cl	0.11（mg/dL） 0.7（mg/dL） 21（U/L） 33（U/L） 272（U/L） 185（U/L） 9.5（mg/dL） 0.88（mg/dL） 70 77 104 138（mmol/L） 4.6（mmol/L） 103（mmol/L）
	JCS：0　　　NRS：0　　　栄養摂取状態：経口			

症例4 化学療法と放射線治療（院内歯科）

77

【ROAG（Revised Oral Assessment Guide）】

	1度	2度	3度	度数
声	正常	低い or かすれた	会話しづらい or 痛い	1
嚥下	正常な嚥下	痛い or 嚥下しにくい	嚥下不能	1
口唇	平滑でピンク	乾燥 or 亀裂 and/or 口角炎	潰瘍 or 出血	1
歯・義歯	きれい，食物残渣なし	1）部分的に歯垢や食物残渣 2）むし歯や義歯の損傷	全般的に歯垢や食物残渣	2
粘膜	ピンクで潤いあり	乾燥 and/or 赤，紫や白色への変化	著しい発赤 or 厚い舌苔，出血の有無に関わらず水疱や潰瘍	1
歯肉	ピンクで引き締まっている	浮腫性 and/or 発赤	手で圧迫しても容易に出血	1
舌	ピンクで潤いがあり乳頭がある	乾燥，乳頭の消失 or 赤や白色への変化	非常に厚い舌苔，水疱や潰瘍	1
唾液	ミラーと粘膜との間に抵抗なし	抵抗が少し増すが，ミラーが粘膜にくっつきそうにはならない	抵抗が明らかに増し，ミラーが粘膜にくっつく，あるいはくっつきそうになる	2
開口量	自力開口が可能で，開口制限なし	開口に応じるが開口制限を認める（二横指前後），意識障害などのため開口には応じないが，徒手的に開口可能	くいしばりや顎関節の拘縮のため，開口量が一横指以下	1
歯の状態	歯科治療を要する歯がない	ケアの妨げになる，あるいは感染源になるかもしれない歯がある	抜歯や削合など，早急に歯科治療を要する歯がある	1
口臭	口臭を認めない	口腔から 30 cm 以内に近づくと口臭を感じる	口腔から 30 cm 以上離れても口臭を感じる	1
			合計	13

【口腔清掃の自立度判定基準（BDR 指標）】

Brushing（歯磨き）	a. ほぼ自分で磨く 1. 移動して実施する 2. 寝床で実施する	b. 部分的には自分で磨く 1. 座位を保つ 2. 座位は保てない	c. 自分で磨かない 1. 座位, 半座位をとる 2. 半座位もとれない	a-1
Denture wearing（義歯着脱）	a. 自分で着脱する	b. 外すか入れるかどちらかはする	c. 自分では全く着脱しない	義歯なし
Mouse rinsing（うがい）	a. ブクブクうがいをする	b. 水は口に含む程度はする	c. 口に含むこともできない	a

1 周術期口腔機能管理の実際

【歯科医師による診察結果】

【口腔内所見】　上下 7-7P
　　　　　　　　上顎大臼歯部頬側のわずかな歯石と歯間部プラークを確認する．歯周ポケットは全周 3 mm 以内であった．

【治療方針】　A：#1 歯周炎　#2 口腔粘膜炎の発症リスク
　　　　　　　P：#1, 2 口腔衛生指導

【周術期等口腔機能管理計画書】

基礎疾患の状態
□ 糖尿病　　☑ 高血圧　　□ 呼吸器疾患　　□ 循環器疾患　　□ その他

主病の手術等の予定
病名　　　（　　　　　　　　　　　　　　　　　　　　　　　　　　　　　　　） 治療予定 □ 手術　　　　　手術予定日　　　　　　　：術式（　　　　　　　　　　　） ☑ 化学療法　　投与開始日　　××××年××月××日 ☑ 放射線療法　開始予定日　（　　　　〃　　　　　） □ 緩和ケア

口腔内の状態
口腔衛生状態　　　：□ 良好　　☑ 普通　　□ 不良 歯周病　　　　　　：□ なし　　☑ あり　　　むし歯　　：☑ なし　　□ あり 入れ歯の不具合　　：☑ なし　　□ あり　　　粘膜の変化：☑ なし　　□ あり 　　　　　　（　　　　　　　　　　　　　　　　　　　　　　　　　　　　　　　）

周術期の口腔機能管理において実施する内容・セルフケアに関する指導方針
管理指導　：☑ 歯磨き指導　　☑ うがい方法　　☑ 舌・口腔粘膜の清掃方法 　　　　　　☑ 保湿方法　　　□ 口腔機能訓練　□ その他 処置　　　：☑ 歯周病　　　　□ むし歯　　　　□ 抜歯　　　　□ 入れ歯 　　　　　　□ その他

【経過記録】

日時	記録	算定
11月1日	初診 【口腔内所見】 　上顎大臼歯部頬側のわずかな歯石と歯間部プラークを確認する．歯周ポケットは全周 3 mm 以内であった． 【IC 内容】 患者：よろしくお願いします．歯医者さんにみてもらえると安心ですね． 歯科医師：今後，化学療法や放射線治療により口腔内に炎症が出たり，倦怠感などから歯磨きが上手くできないことが予想されます．よって治療前から口腔内を管理していきます． 上記，平易な言葉で説明して同意を得る．質問の時間を設ける． 患者：口内炎の予防のために今できることはありますか？ 歯科医師：お口のお手入れをしっかりすることです．またアルコールが入っていないうがい薬や粘膜に刺激の少ない歯磨き粉	地域歯科支援歯科初診 307 点 歯周基本検査 20 本以上 200 点 周術期等口腔機能計画管理策定料 300 点 周術期等口腔機能管理料（Ⅲ） 190 点 月 1 回， 周術期等専門的口腔衛生処置 1 92 点 月 1 回 歯科衛生実地指導料 1 80 点

症例 4　化学療法と放射線治療（院内歯科）

79

	を使用してください．口腔衛生の物品リストをお渡しします． 患者：今後は口が荒れるのですね．あまり実感がないです． 歯科医師：過去の報告データから頭頸部がんの化学療法と放射線治療は口腔粘膜炎が出現しやすいことがわかっています*． 患者：わかりました コンプライアンス良好，配布資料あり 同席者 妻，○○○○ 歯科衛生士，△△△△ がん化学療法看護認定看護師	スケーリング 68点＋38点×2 *→p.84 コラム1 参照
	【歯科衛生士業務記録】11：03-11：23 S：少し不安がありますね，よろしくお願いします． O：歯周ポケットは全顎的に3mm以内，オーラルヘルスリテラシーは高い． P：プラークの染め出しを行い，付着部位を鏡で確認させる．通常のブラッシングをしてもらい，上手く当たらない部分（下顎舌側）の説明を行う．磨き残しがあることを理解させる．上顎の超音波スケーリングならびにポリッシングを実施する．	
11月10日 入院	S：舌が痛い，痛み止めを飲んでいる．食事しにくい，歯磨きも上手くできない．食べても味を感じにくい． O：ROAGとBDRはp.78参照，開口量15mm，舌側縁部と下口唇粘膜に口腔粘膜炎を認める（図1，2）．アセトアミノフェン200mg内服後のスケールNumerical Rating Scale（NRS）[3]は4，内服しなければ8．下顎のプラーク付着を確認する．（アセトアミノフェンは耳鼻科から処方） A：#1 歯周炎　　　　#2 舌，口唇潰瘍 　　#3 味覚障害　　　#4 疼痛による開口制限 P：#1 歯科衛生士に対してタフトブラシを用いた口腔衛生を指示する． 　　#2 キシロカインビスカス＋アズノール＋生理食塩水の混和液の含嗽，食事30分前に含嗽させる（口に含むだけでも良い）． 　　#3 味覚障害は化学療法をしている間，続く可能性があり，根治的な治療がないことを説明する． 　　#4 経過観察 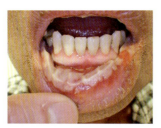　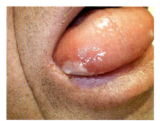 図1　下口唇の口腔粘膜炎　　図2　右舌側縁の口腔粘膜炎	地域歯科支援再診 77点 歯周病患者画像活用指導料 5枚 50点
	【歯科衛生士業務記録】 # 歯科医師，がん化学療法看護認定看護師，歯科衛生士で回診．嚥下痛＋，ミキサー食と経管栄養併用の状態． S：喉も痛くて飲み込みがしにくいです． O：右舌側縁に口腔粘膜炎が出現．セルフケアが行えない状態 A：口腔粘膜炎の増悪を防ぐために，プラークの除去と保湿が必要である P：病室にて口腔衛生管理．潰瘍部に触れないようにワンタフ	

	トブラシを使用し清掃する．保湿剤の試供品を渡し，疼痛なければ使用を勧める．	
11月17日 入院	S：うがい薬は効きますね，うがい薬を使わないと食事や歯ブラシできません．味覚はないです． O：ROAG と BDR は p.78 参照，安静時 NRS 7，含嗽後 NRS 2，含嗽とアセトアミノフェン 200 mg 内服後 NRS 0，開口量 20 mm，舌と口唇潰瘍は残存しているが含嗽による表面麻酔の効果あり．口腔衛生状態は改善傾向にあるが，舌にカンジダ様の白苔を認める．舌カンジダが疑われるため塗抹カンジダ検査を実施する．結果は陰性であった． A：#1 歯周炎　　　#2 舌，口唇潰瘍　　　#3 味覚障害 　　#4 舌カンジダ症の疑い　　　#5 疼痛による開口制限 P：#1 歯科衛生士介入 　　#2 キシロカインビスカス＋アズノール＋生理食塩水の混和液の含嗽を継続 　　#3 経過観察　　　#4 陰性　　　#5 経過観察	地域歯科支援再診 77 点 口腔カンジダ検査 61 点 微生物学的検査判断料 150 点
	【歯科衛生士業務記録】 S：歯磨きは 1 日 3 回します． O：疼痛コントロール良好．下顎前歯部にプラークの沈着を認めるが，その他の部位のプラークコントロールは概ね良好．嚥下痛は消失，全量経口移行となる．口腔粘膜炎は改善傾向．セルフケアも再開できている P：下顎前歯部の歯ブラシの当て方について指導する．食事形態はミキサー食から舌で潰せるソフト食への変更を看護師に提案する．	
12月1日 外来	S：落ち着きました，うがい薬は使わなくても良いみたい．味も少しずつ感じるようになってきた． O：ROAG と BDR は p.78 参照，安静時・食事時ともに含嗽薬やアセトアミノフェンの使用がなくても NRS 0，開口量 35 mm，含嗽は一旦中止．舌の白苔も消失した．口腔衛生状態も改善傾向にあるが，下顎歯頸部のプラーク認める．歯科衛生士に対して下顎のスケーリング，ポリッシングを指示する． A：#1 歯周炎　　　#2 味覚障害 P：#1 下顎スケーリング，ポリッシング　　　#2 経過観察	地域歯科支援再診 77 点 周術期等口腔機能管理料（Ⅲ） 190 点 月 1 回， 周術期等専門的口腔衛生処置 1 92 点 月 1 回 歯科衛生実地指導料 1 80 点
	【歯科衛生士業務記録】14：03〜14：24 S：体調は良いのですが，口が乾きます． O：口腔内汚染（−）口腔乾燥（±）下顎歯頸部プラーク（＋） P：下顎のスケーリング，ポリッシングを実施．下顎歯頸部の歯ブラシの当て方を確認する．	

【周術期口腔機能管理報告書】

1. 口腔内の評価

口腔衛生	□ 良好	☑ 普通（改善すべき点あり）	□ 不良
口腔機能	☑ 良好	□ 普通（改善すべき点あり）	□ 不良
歯	☑ 良好	□ むし歯あり	□ 固定すべき歯あり
歯肉	□ 良好	☑ 歯石あり	☑ 炎症あり
入れ歯	☑ なし	□ あり	
	：□ 適合良好	□ 適合不良	□ 未使用
粘膜の変化	□ なし	☑ あり（　　　　　　　　　）	
口腔乾燥	□ なし	☑ やや乾燥	□ 乾燥強い

その他　（　　　　　　　　　　　　　　　　　　　　　　　　　　　　）

2. 具体的な実施内容・指示内容

実施内容：　☑ 専門的口腔清掃　　□ 口腔機能訓練
　　　　　　□ むし歯の治療　　☑ 歯周病治療　　□ 入れ歯　　□ 抜歯　　□ 歯の固定
　　　　　　□ その他（　　　　　　　　　　　　　　　　　　　）
指導内容：　☑ 歯みがき指導　　☑ うがい方法　　☑ 舌・口腔粘膜の清掃方法
　　　　　　☑ 保湿方法　　　　□ 口腔機能訓練　　□ その他

3. その他

化学療法や放射線治療の副作用による口腔合併症に対応しました

【経過の報告】

	1回目	2回目	3回目	4回目
管理日	11月1日	11月10日	11月17日	12月1日
JCS*	0	0	0	0
NRS*	0	4	2	0
栄養摂取状態	経口	併用	経口	経口

＊ JSC：Japan Coma Scale
＊ NRS：Numerical Rating Scale

【ROAG（Revised Oral Assessment Guide）】

	1度	2度	3度	11/1	11/10	11/17	12/1
声	正常	低い or かすれた	会話しづらい or 痛い	1	3	2	1
嚥下	正常な嚥下	痛い or 嚥下しにくい	嚥下不能	1	2	1	1
口唇	平滑でピンク	乾燥 or 亀裂 and/or 口角炎	潰瘍 or 出血	1	3	2	1
歯・義歯	きれい，食物残渣なし	1）部分的に歯垢や食物残渣 2）むし歯や義歯の損傷	全般的に歯垢や食物残渣	2	2	2	2
粘膜	ピンクで潤いあり	乾燥 and/or 赤，紫や白色への変化	著しい発赤 or 厚い舌苔，出血の有無に関わらず水疱や潰瘍	1	3	2	2
歯肉	ピンクで引き締まっている	浮腫性 and/or 発赤	手で圧迫しても容易に出血	2	2	2	2
舌	ピンクで潤いがあり乳頭がある	乾燥，乳頭の消失 or 赤や白色への変化	非常に厚い舌苔，水疱や潰瘍	1	3	2	2
唾液	ミラーと粘膜との間に抵抗なし	抵抗が少し増すが，ミラーが粘膜にくっつきそうにはならない	抵抗が明らかに増し，ミラーが粘膜にくっつく，あるいはくっつきそうになる	1	2	2	1
開口量	自力開口が可能で，開口制限なし	開口に応じるが開口制限を認める（二横指前後），意識障害などのため開口には応じないが，徒手的に開口可能	くいしばりや顎関節の拘縮のため，開口量が一横指以下	1	2	1	1
歯の状態	歯科治療を要する歯がない	ケアの妨げになる，あるいは感染源になるかもしれない歯がある	抜歯や削合など，早急に歯科治療を要する歯がある	1	1	1	1
口臭	口臭を認めない	口腔から 30 cm 以内に近づくと口臭を感じる	口腔から 30 cm 以上離れても口臭を感じる	1	2	1	1
			合計	13	25	18	15

【口腔清掃の自立度判定基準（BDR 指標）】

	a	b	c	11/1	11/10	11/17	12/1
Brushing（歯磨き）	a. ほぼ自分で磨く 1. 移動して実施する 2. 寝床で実施する	b. 部分的には自分で磨く 1. 座位を保つ 2. 座位は保てない	c. 自分で磨かない 1. 座位，半座位をとる 2. 半座位もとれない	a-1	a-2	a-1	a-1
Denture wearing（義歯着脱）	a. 自分で着脱する	b. 外すか入れるかどちらかはする	c. 自分では全く着脱しない	無	無	無	無
Mouse rinsing（うがい）	a. ブクブクうがいをする	b. 水は口に含む程度はする	c. 口に含むこともできない	a	b	a	a

【コラム 1】口腔粘膜炎の出現時期について（図3）

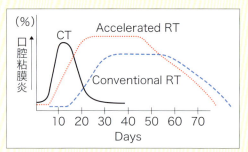

縦軸：頻度，横軸：開始からの日数
通常，がん化学療法誘発性粘膜炎は治療開始後4～7日以内に発症，2週間以内にピークとなる．放射線誘発性粘膜炎はより緩やかな経過を呈する．
CT：chemotherapy 化学療法
RT：radiotherapy 放射線療法

図3　口腔粘膜炎の出現時期（Raber-Durlacher et al, 2010)[4]

【コラム 2】有害事象のグレードについて

グレード	説明
0	問題なし
1	症状がない，または軽度の症状がある；治療を要さない
2	中等度の疼痛；経口摂取に支障がない；食事の変更を要する
3	高度の疼痛；経口摂取に支障がある
4	生命を脅かす；緊急処置を要する
5	死亡

図4　CTCAE 有害事象共通用語規準　v4.0 日本語訳 JCOG 版[5]

Common Terminology Criteria for Adverse Events（CTCAE）とは，有害事象共通用語規準を指す．米国 National Cancer Institute（NCI）が主導し世界共通で使用されることを意図して作成された評価規準（図4）．口腔内の症状を評価する1つのスケールでもある．

【コラム 3】がん化学療法について

　がん化学療法の目的は大別すると治癒，延命，症状緩和である．これらの目標を達成するために外科療法や放射線治療を組み合わせて行うこともある．また術前化学療法，術後化学療法という位置づけもある．抗がん薬の投与経路は経静脈，経口，胸腔内，腹腔内，髄腔内投与など，それぞれの目的に応じた経路が選択される．

　化学療法には「レジメン」という使用する薬剤の組み合わせや投与量，投与スケジュールなどが記載された治療計画書がある．各疾患別の代表的なレジメンは存在するが，新規薬剤の開発が進んでいるため標準治療が短期間のうちに入れ替わることもある．

　化学療法による有害事象は，骨髄抑制，腎機能障害，肝機能障害，脱毛，口腔粘膜炎，嘔気，下痢等が知られている．口腔粘膜炎は化学療法により発生するフリーラジカルが口腔粘膜に酸化ストレスを与えるため，また白血球数や唾液量が減少し，口腔内が易感染状態になるために発症するといわれている．現在，口腔粘膜炎の発症予防や治療に関して確立したものはなく，化学療法時の口腔粘膜炎の発症率は30〜40％という報告がある．

　近年，がんの分子生物学的特性の解明が進んだことで，抗がん薬の開発は大きく変化した．がん細胞の生存や増殖に関わる重要な遺伝子変異が発見され，それらに特異的に効果を示す分子標的薬が開発されている．分子標的治療薬には，抗体薬と小分子化合物があり，抗体薬にはリツキサン®（適応：B細胞性非ホジキンリンパ腫），アービタックス®（適応：大腸がん，頭頸部がん），ランマーク®（適応：多発性骨髄腫や固形がん骨転移による病変）などがあげられる．また小分子化合物にはイレッサ®（適応：肺がん EGFR 変異手術不能・再発 NSCLC），ジオトリフ®（適応：肺がん EGFR 変異進行性 NSCLC），レンビマ®（適応：切除不能甲状腺がん）などがある．著者らの経験ではジオトリフ®は口腔粘膜炎が出現しやすい．たとえ口腔衛生が保たれていても，口腔粘膜炎は出現する．つまり，化学療法前だけでなく治療中も継続して関わっていくことが重要である．

（尾崎研一郎，堀越悦代）

文献

1) Andersson P et al.：Oral health problems in elderly rehabilitation patients. Int J Dent Hyg., 2(2)：70–77, 2004.
2) 厚生省老人保健福祉 局老人保健課監修：寝たきり者の口腔衛生指導マニュアル．新企画出版社，東京，1993，56–57.
3) Farrar JT et al.：Clinical importance of changes in chronic pain intensity measured on an 11-point numerical pain rating scale. Pain, 94(2)：149–158, 2001.
4) Raber–Durlacher JE et al.：Oral mucositis. Oral Oncol., 46(6)：452–456, 2010.
5) Common Terminology Criteria for Adverse Events（CTCAE）CTCAE v4.0-JCOG 2017 年 9 月 12 日版, http://www.jcog.jp/doctor/tool/CTCAEv4J_20170310.pdf，参照日 2018.4.8

症例5 上顎洞がんの周術期（耳鼻咽喉科入院）に摂食機能療法を併用した口腔機能管理

【基本情報】

患　者	○○　○○○　47歳　女性
依頼内容	術後の顎補綴と摂食嚥下訓練
経　緯	20XX年12月2日，右側上顎洞がん（中分化型扁平上皮がん）に対して○○大学病院耳鼻咽喉科にて腫瘍切除術を施行．術後，経鼻胃管栄養が施行され，20XX年1月12日，当院耳鼻咽喉科に転院となった．そして，創部の治癒経過を観察しつつ口腔機能の改善を目的に歯科口腔外科に紹介となった．
主病名・治療内容	主病名：上顎洞がん（術後）治療内容：
既往歴	特記事項なし
処方薬	なし
体重・身長	身長：157 cm　体重：46 kg　BMI：18.7　ALB：3.4（g/dL）
家族背景	特記事項なし
生活習慣	喫煙10本／日（現在禁煙中）
血液データ	白血球数（WBC）　5400（/μL）　　　BUN　　　　27（mg/dL） 赤血球数（RBC）　446（万/mL）　　 クレアチニン 1.0（mg/dL） ヘモグロビン（Hb）12.7（g/μL）　　　Na　　　　　140（mmol/L） ヘマトクリット（Ht）37.4（%）　　　　Cl　　　　　110（mmol/L） 血小板数（PLT）　38.2（万/μL）　　　CRP　　　　0.5（mg/dL） TP　　　　　　　6.4（g/dL） ALB　　　　　　3.4（g/dL） AST　　　　　　143（U/L） ALT　　　　　　139（U/L） γ-GTP　　　　　64（IU/L）

【初診時の口腔内写真】

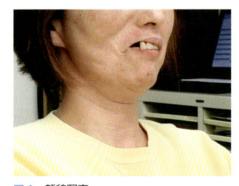

図1　顔貌写真
最大開口量は1横指半程度で右中顔面部が陥凹した様子

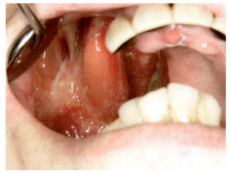

図2　口腔内写真
右側の硬口蓋が欠損し，口腔と鼻腔が交通している

【歯科医師による診察結果】

【全身所見】 摂食状況：経鼻胃管栄養のみ　摂取量：CZ-Hi1.5　2100 kcaL/日　発熱なく安定している状態

【局所所見】 術後の瘢痕拘縮により右側の口唇閉鎖不全がみられる（図1参照）
腫瘍切除により右側の硬口蓋が欠損し、口腔と鼻腔が交通している状態（図2参照）
最大開口量：1横指半　創部より口腔内に粘稠な鼻汁が漏出している
鼻咽腔閉鎖不全による構音障害（開鼻声）が認められる
発話明瞭度：3（話題を知っているとわかる程度）音節明瞭度：39.6%　blowing ratio[1) 2)]：20%
術部の鼻腔との交通によりと摂食嚥下障害が認められる（準備期・口腔期障害）
Eichner分類：B4（前歯部のみに咬合接触があり、支持域が1つもない）

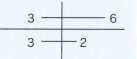

【周術期等口腔機能管理計画書】

基礎疾患の状態・生活習慣
□ 糖尿病　□ 高血圧　□ 呼吸器疾患　□ 循環器疾患　☑ その他（ 喫煙歴10本／日 ）
主病の手術等の予定
病名　（ 上顎洞がん術後　　　　　　　　　　　　　　　　　　　） 治療予定 □ 手術　　　　手術予定日　　　　　　：術式（　　　　　　　　　　　） □ 化学療法　　投与開始日　　　　　□ 放射線療法　　開始予定日　　　　□ 緩和ケア
口腔内の状態等（現症及び手術等によって予測される変化）
口腔衛生状態　　　　　：□ 良好　☑ 普通　□ 不良 歯周病　　　　　　　　：☑ なし　□ あり　　　　むし歯　：☑ なし　□ あり 入れ歯の不具合　　　　：☑ なし　□ あり　　　　粘膜の変化：□ なし　☑ あり 治療に伴う口腔の変化：□ なし　☑ あり 　　・術後の瘢痕拘縮により右側の口唇閉鎖不全がみられる　・最大開口量：1横指 　　・腫瘍切除により右側の硬口蓋が欠損し、口腔と鼻腔が交通している状態
周術期の口腔機能管理において実施する内容・セルフケアに関する指導方針など
管理指導　：☑ 歯磨き指導　☑ うがい方法　□ 舌・口腔粘膜の清掃方法 　　　　　　□ 保湿方法　　☑ 口腔機能訓練　□ その他 　　　　　　残存歯に対して歯ブラシ（小さいヘッド）を使用し、歯磨きを継続してください。 　　　　　　また、コンクールFを使用して含嗽しましょう。 処置　　　：□ 歯周病　　　□ むし歯　　　□ 抜歯　　　　☑ 入れ歯 　　　　　　□ その他 　　　　　　顎義歯を作製し、咀嚼と嚥下の訓練を行っていきます。また、口腔内に鼻汁漏出がみられるため、口腔ケアの方法を指導し、顎義歯の取り扱いについても練習します。

【摂食嚥下療法計画書】

現状の問題点	・口腔と鼻腔が交通しており，水やお茶が嚥下できない ・食塊形成が十分にできず，舌の送り込みに力が入らない ・上手く話せない ・口が開けにくい	
摂食嚥下機能	義歯の使用：　☑ なし　　□ あり 　　　上顎：　□ 部分床　□ 全部床 　　　下顎：　□ 部分床　□ 全部床 Eichner 分類： □ A1　□ A2　□ A3 □ B1　□ B2　□ B3　☑ B4 □ C1　□ C2　□ C3 RSST：　　　5　回／30 秒 MWST：□ 1　☑ 2　□ 3　□ 4　□ 5 FT：　　□ 1　□ 2　☑ 3　□ 4　□ 5	咽頭所見（VE 時のみ）
	VE または VF 実施コメント ゼリー形態であれば，顎義歯がない状態でも嚥下可能であるが，食塊形成が困難であり，咽頭収縮も減弱している状態である．水分は鼻腔への漏出が認められる．濃いトロミ付与が必要と判断．	
経管栄養ルート	□ なし　☑ NG　□ PEG　□ PPN　□ TPN　□ その他：	
適応食形態	水やお茶などのトロミ：　□ なし　□ 薄い　□ 中間　☑ 濃い　☑ ゼリー 固形物：☑ 0j　□ 0t　☑ 1j　□ 2-1　□ 2-2　□ 3　□ 4　□ 常食	
間接訓練計画	開口訓練	
直接訓練計画	現状でもゼリー嚥下は可能であるため，ST 指導のもと嚥下訓練開始． そして，顎義歯装着後，段階的に食形態アップを検討．	
その他	入院中，歯科衛生士による口腔ケア指導を行う． 口腔清掃後，コンクール F による含嗽を行う．	

【経過記録】

日時	記　　録	算定
1 月 13 日	【患者説明】 　（同席：患者・患者姉・歯科医師・歯科衛生士・看護師・言語聴覚士・管理栄養士・ソーシャルワーカー） 【主訴】術後，上手く咀嚼できず食べたいものが食べられない ソーシャルワーカー：上顎洞がんの術後*，食事と会話の機能改善に向けて〇〇大学病院から継続加療を目的に転院となった〇〇さんの口腔の状況について相談できればと思います． 患者：顔貌の醜形は気になりませんが，とにかく口から食べたいです． 鼻からの栄養はつらくてしょうがないです・・・．たとえ，最初から満足のいく食事ができなくても練習して食べられるようになりたいのでよろしくお願いします． 歯科医師：全身状態は安定していますし，術後の再発や転移も	*→ p.98 コラム 1 参照

認めておりませんので，第2段階目の治療と考え，食べるリハビリに専念しましょう！まずは，現状の食べる機能を評価します．その後，口腔の機能を改善する目的で創部に装着する顎義歯*を作製します．創部からの鼻汁漏出による口腔内汚染が著しいので口腔ケアについても指導していきます．それから，多職種で協力し，構音訓練・咀嚼訓練・嚥下リハ・食形態の選択や栄養指導について摂食機能療法計画を立てます．〇〇さんに合わせ無理せず行っていきましょう！

歯科衛生士：口腔ケアに必要な物品や使用方法，顎義歯の取り外しや清掃について練習していきましょうね．

言語聴覚士：顎義歯が完成したら，話す練習と食べる練習をお手伝いさせてもらいますね．

管理栄養士：食事内容について困ったことがあれば相談してくださいね．

患者・患者姉：何卒よろしくお願いします．この先どうなるかよくわからなかったので，少し気持ちが楽になりました．

看護師：入院中お世話させていただきますね．

患者：ありがとうございます．

【Point】
上顎洞がんの手術により口腔と鼻腔が交通しており，咀嚼すると食物が鼻腔へ漏出してしまい上手く食塊形成できない．そのため，舌の送り込みや嚥下に力が入らず，患者は，術後の摂食嚥下機能の回復に不安を感じている．一方，今後，口腔機能管理に歯科が介入することに大きな期待を抱いている．まずは，歯科衛生士が術後口腔機能管理を行うにあたり，口腔内の器質的状況と機能的問題を把握し，食事中の運動をイメージすることが大切である．

*→ p.98 コラム6 参照

1月21日 入院時

入院（転院）
S：食べ物（飲み物）や空気が口から鼻に漏れるので大変です．
O：右上顎洞がん術後（20XX年Y月−22日手術），口腔と鼻腔が交通し構音障害（開鼻声）と摂食嚥下障害が認められる．
　　手術創部は上皮化良好で腫瘍の再発所見は認められない．
A：#1 右上顎洞がん術後　#2 摂食機能障害
P：#1 顎義歯（顎補綴）を作製予定
　　#2 嚥下スクリーニングテスト（RSST・MWST・FT）*
　　　RSST：5回/30秒，MWST：2，FT：3
　　#3 嚥下造影検査*（VF）　※評価結果は別紙記載
　　#4 周術期等口腔機能管理計画書を作成（p.87 参照）
　　#5 摂食嚥下療法計画書を作成（p.88 参照）
　　#6 口腔ケア指導
　　※開口しづらいためヘッドが小さい歯ブラシを使用
　　　含嗽剤としてコンクールFを使用

地域歯科支援初診
307点
周術期等口腔機能管理計画策定料
300点
周術期等口腔機能管理料（Ⅱ）
300点（1回目）
周術期等専門的口腔衛生処置1
92点
嚥下造影検査
240点

*→ p.98 コラム5 参照
　　p.99 コラム9 参照

【歯科衛生士業務記録】
S：残っている歯を磨きたいけど口が開けにくい．鼻汁が口の中に張り付く感じ．
O：プラークの付着が認められる
　　右上顎創部周囲に乾燥した鼻汁付着が認められる．
A：開口障害が認められ，セルフケアによるブラッシングが困難なため清掃用具の工夫が必要である．
P：小児用歯ブラシにてブラッシング指導．

開口障害があるため特に残存歯の舌側・口蓋側を重点的にブラッシングする．
口蓋部の鼻汁付着についてはリフレケア®ミスト＋スポンジブラシにて清掃（図3）．

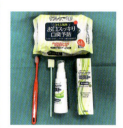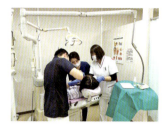

図3 本症例の周術期等専門的口腔衛生処置の様子

【Point】1
上顎洞がん術後に口腔と鼻腔が交通している解剖学的イメージができていると口腔衛生管理を行う際，使用器具や保湿剤，含嗽剤選択のヒントとなる．特に手術創部の鼻腔粘膜は硬いブラシを使用すると出血傾向にあるため，スポンジブラシ等，機械的刺激の少ない器具を選択するとよい．

【Point】2
摂食嚥下機能障害が認められる場合，どの程度の機能低下なのか把握しておくことが歯科衛生士にも大切である．たとえば，水分誤嚥しやすい場合は，含嗽剤の使用や口腔清掃時の汚水誤嚥に注意したい．

1月22日 入院後1日	S：昨日，教えてもらった口のケアを頑張りたいと思います． O：嚥下造影検査より，経口摂取する食品によって鼻腔へ漏出しやすいもの食品（水・お茶・とろみ・ペースト）が認められる． 　　コード 0j に該当するゼリーであれば顎補綴がない状態でも嚥下可能． 　　明らかな食事誤嚥はみられないが嚥下圧形成は不十分である． A：#1 右上顎洞がん術後　#2 摂食機能障害 P：#1 印象採得：顎義歯（顎補綴） 　　#2 歯科医師の指示により歯科衛生士と言語聴覚士が摂食機能療法を開始	地域歯科支援再診 77点 補綴時診断料 90点 印象採得（顎補綴：著しく困難なもの） 402点 摂食機能療法 185点 経口摂取回復促進加算（加算1） 185点 周術期等口腔機能管理料（Ⅱ） 300点（2回目）
	【歯科衛生士業務記録】 S：教えてもらった方法で口の掃除をするとスッキリします．今日もよろしくお願いします． O：昨日同様，右上顎創部周囲に乾燥した鼻汁付着が認められる．口腔清掃時の口腔内疼痛はみられない． 　　最大開口量：21 mm A：セルフケアは痛みもなく指導したように取り組めているため，継続を促す． P：昨日，前回指導した周術期等専門的口腔衛生処置の内容に基づき口腔ケアを継続．本日より，STとともに摂食機能療法を開始する． ◆摂食機能療法 16：05〜16：47 歯科衛生士氏名：○○○　言語聴覚士氏名：○○○○ ・口腔機能訓練	

	舌運動：舌の出し入れ・左右運動を左 20 回/セット×3 回 発声/構音訓練指導（鏡を見ながら） ・ブローイング 　ペットボトル（500 mL）に水を入れ，ストローを使ってぶくぶく練習する 　できるだけ長く息が続くまで努力する ・構音訓練（図 4） 　短文音読を練習 　単音節の発音練習：/sa/ /ta/ /i/ /u/ を 10 回ずつ繰り返す 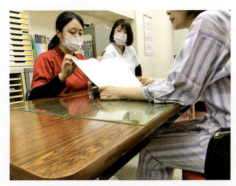 図 4　歯科衛生士と言語聴覚士で構音訓練を行っている様子 【Point】 摂食嚥下機能の低下のみならず開口障害や発音障害が顕著にみられ，会話やコミュニケーションの低下もみられる．口腔衛生管理の際，患者の言葉に傾聴し，音節の変化を聞き取り，患者を励ますことは大変重要である＊．	＊→p.98 コラム 2, 3 参照
1月23日〜 1月26日 入院後 2日〜5日	同様に摂食機能療法の介入時間と内容について実施したことをカルテに記載 【Point】 摂食機能療法において，歯科衛生士は口腔衛生管理のみならず，機能的改善を目的とした口腔リハ（口腔機能管理）も意識したい．たとえば，本症例のように言語聴覚士が介入していても開口障害に対するアプローチはされていなかったため，口腔清掃の際に口輪筋のマッサージや可動域訓練，開口練習を取り入れるなど，状況改善を考えた質の高い口腔健康管理を目指したい．	地域歯科支援再診 77 点 摂食機能療法 185 点 経口摂取回復促進加算 （加算 1） 185 点
1月27日 入院後 6 日	S：ブラシのやり方は少しずつ慣れてきました． O：右上顎洞がんの手術創部は上皮化（＋） 　　腫瘍原発巣の再発所見（−） 　　頸部に特異的なリンパ節の腫脹は認められない 　　硬口蓋前方に鼻汁喀痰が付着 A：#1 右上顎洞がん術後　#2 摂食機能障害 P：#1 咬合採得：顎義歯（顎補綴）　#2 摂食機能療法 【歯科衛生士業務記録】 S：手術した周囲の歯ブラシのやり方がもう一つ自信がないです． O：右上顎創部周囲に乾燥した鼻汁付着が認められる． 　　粘膜の発赤（−）口腔清掃時の創部周囲の疼痛（−）最大開口量：23 mm	地域歯科支援再診 77 点 咬合採得（顎補綴：著しく困難なもの） 283 点 摂食機能療法 185 点 経口摂取回復促進加算 （加算 1） 185 点

	A：摂食機能の改善や口腔清掃が容易にできるために開口できる訓練が必要である P：開口訓練 　両側頬部をマッサージしながら努力して開口を行う ◆摂食機能療法 16：37〜17：15 歯科衛生士氏名：○○○　言語聴覚士氏名：○○○○ ・口腔機能訓練 　舌運動：舌の出し入れ・左右運動を左 20 回/セット×3 回 　発声/構音訓練指導（鏡を見ながら） ・ブローイング 　ペットボトル（500 mL）に水を入れ，ストローを使ってぶくぶく練習する 　できるだけ長く息が続くまで努力する ・構音訓練 　短文音読を練習 　単音節の発音練習：/sa/ /ta/ /i/ /u/ を 10 回ずつ繰り返す	
1月28日〜 2月3日 入院後 7日〜14日	同様に摂食機能療法の介入時間と内容について実施したことをカルテに記載	地域歯科支援再診 77 点 摂食機能療法 185 点 経口摂取回復促進加算 （加算 1） 185 点
2月4日 入院後 15日	S：特に変わりありません． O：右上顎洞がんの手術創部は上皮化（＋） 腫瘍原発巣の再発所見（−） 耳鼻咽喉科での検査所見より頸部リンパ節に転移は認められない． A：　#1 右上顎洞がん術後　#2 摂食機能障害 P：　#1 仮床試適：顎義歯（顎補綴）　#2 摂食機能療法 【歯科衛生士業務記録】 S：乾燥した喀痰をブラシで擦ると痛いときがあります． O：右上顎創部周囲に乾燥した鼻汁付着が認められる． 粘膜の発赤（＋）口腔清掃時の創部周囲の疼痛（−） 最大開口量：23mm A：乾燥した痰があり，清掃時に痛みがあるため保湿が必要である P：開口訓練 両側頬部をマッサージしながら努力して開口を行う． 乾燥した鼻汁喀痰はリフレケア®ミストでよく保湿する． ◆摂食機能療法 16：04〜16：55 歯科衛生士氏名：○○○　言語聴覚士氏名：○○○○ ・口腔機能訓練 　舌運動：舌の出し入れ・左右運動を左 20 回/セット×3 回 　発声/構音訓練指導（鏡を見ながら） ・ブローイング 　ペットボトル（500 mL）に水を入れ，ストローを使ってぶくぶく練習する 　できるだけ長く息が続くまで努力する	地域歯科支援再診 77 点 仮床試適（顎補綴：著しく困難なもの） 190 点 摂食機能療法 185 点 経口摂取回復促進加算 （加算 1） 185 点

	・構音訓練 　短文音読を練習 　単音節の発音練習：/sa/ /ta/ /i/ /u/　を10回ずつ繰り返す	
2月5日～ 2月7日 入院時16 日～18日	同様に摂食機能療法の介入時間と内容について実施したことを カルテに記載	地域歯科支援再診 77点 摂食機能療法 185点 経口摂取回復促進加算 （加算1） 185点
2月8日 術後19日	S：義歯を入れたら，今までと全然違います．確かに違和感は 　　ありますが，これならもっといろんなものを食べられそう 　　な気がします． O：右上顎洞がんの手術創部は上皮化（＋） 　　腫瘍原発巣の再発所見（－） 　　頸部リンパ節に転移（－） 　　最大開口量：2横指半 A： #1 右上顎洞がん術後 #2 摂食機能障害 P： #1 顎義歯（顎補綴）装着（図5） #2 歯科口腔リハビリテーション 　　顎義歯床の辺縁形態修正と咬 　　合調整を行う． 　　粘膜面クリアランスにはシリコン材料を使用し，口腔内で 　　適合調整する． 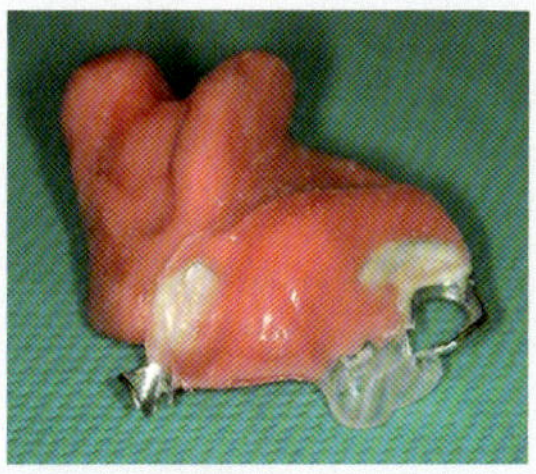	地域歯科支援再診 77点 顎補綴 4000点 装着（顎補綴：著しく 困難なもの） 300点 歯科口腔リハビリテー ション料1 185点
	【歯科衛生士業務記録】 S：やっと義歯が入ったので，頑張ってリハビリしたいと思い 　　ます． O：小児用歯ブラシによるセルフケアは問題なく継続できてい 　　る． 　　口腔内に鼻汁付着（－） 　　最大開口量：29 mm A：顎義歯が入ったため義歯管理と咀嚼訓練の指導が必要 P：顎義歯の取り扱いについて指導． 　　主に着脱の方法と清掃・保管方法について指示． 　　プロセスリード®（株式会社大塚製薬工場）を用いて咀嚼 　　訓練を開始．	
2月9日 入院後 20日	S：力を入れて噛むことは難しいですが，鼻に漏れることが少 　　ないので助かります． O：右上顎洞がんの手術創部は上皮化（＋） 　　腫瘍原発巣の再発所見（－）頸部リンパ節転移（－） 　　顎義歯の適合は概ね良好． 　　開鼻声は改善するも聞き取りにくい音節（特にカ行，サ行， 　　夕行）は存在する． ※　摂食機能療法により言語聴覚士と構音訓練を継続 　　固形物は問題なさそうだが，水分はトロミがないとわずかに 　　鼻漏出あり． A：#1 右上顎洞がん術後　#2 摂食機能障害 P：#1 顎義歯（顎補綴）調整	地域歯科支援再診 77点 周術期等口腔機能管理 料（Ⅱ） 300点 歯科口腔リハビリテー ション料1 185点

図5　顎義歯

	#2 歯科口腔リハビリテーション プロセスリード® を用いて顎義歯と舌圧による食塊形成を評価. 薄いトロミを付与する必要があることを説明. 歯科衛生士による口腔衛生管理（術後④） 【歯科衛生士業務記録】 S：何となくですが，食べられる気がします. O：小児用歯ブラシによるセルフケアは問題なく継続できている. 　　口腔内に鼻汁付着（－） 　　口腔乾燥（－） 　　最大開口量：29 mm A：口腔清掃は概ね良好であるが，顎義歯の清掃が十分ではないため清掃方法についての指導が必要である P：顎義歯の取り扱いについて指導. 　　顎義歯の清掃を一緒に練習する. 　　ST と行った咀嚼訓練よりコード 4 レベル（嚥下調整食分類 2013）の食形態まで提供可能と判断. 【Point】 咀嚼訓練を行う際には，食形態に関する知識を習得しておく必要がある．さまざまな分類があるが，「日本摂食嚥下リハビリテーション学会嚥下調整食分類 2013」*を知っておくと多職種協働型の食支援にも役立つ.	 ＊→ p.99 コラム 8 参照
2 月 10 日〜 2 月 18 日 入院後 21 日〜29 日	同様に摂食機能療法の介入時間と内容について実施したことをカルテに記載	地域歯科支援再診 77 点 摂食機能療法 185 点 経口摂取回復促進加算 （加算 1） 185 点
2 月 19 日 入院後 30 日	S：食べるときに鼻に漏れる不安感がなくなりました. O：右上顎洞がんの手術創部は上皮化（＋） 　　腫瘍原発巣の再発所見（－） 　　頸部リンパ節転移（－） 　　顎義歯の適合状態は良好 　　開鼻声は残しているものの会話内容に関係なく聞き取れる 　　食事中の鼻漏出（－） A：#1 右上顎洞がん術後　#2 摂食機能障害 P：#1 顎義歯（顎補綴）調整　#2 嚥下造影検査（VF）（図 6） 　　食塊形成時に舌尖部は顎補綴部に接触し，コード 4 以上の食形態または普通食でも特別硬い食品を除き摂取可能と判断．水分はわずかにトロミを必要とする．食事誤嚥は一切認められない. 　　※評価結果は別紙記載 　　鼻腔栄養の終了を検討．耳鼻咽喉科〇〇〇〇 Dr. に説明.	地域歯科支援再診 77 点 周術期等口腔機能管理料（Ⅱ） 300 点 周術期等専門的口腔衛生処置 1 92 点 嚥下造影検査 240 点 摂食機能療法 185 点 経口摂取回復促進加算 （加算 1） 185 点

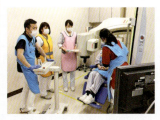 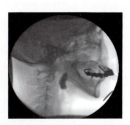

図6 左：嚥下造影検査（VF）の様子　右：嚥下造影検査所見
顎義歯を装着すると食塊形成は良好で嚥下圧形成も十分得られている

【歯科衛生士業務記録】
S：乾燥した痰の取り方も慣れました．
O：右上顎創部周囲に乾燥した鼻汁付着が認められるがセルフケアにて除去可能．
　　顎義歯の着脱や清掃は問題なし．
A：セルフケアでの口腔・義歯清掃は良好．乾燥時や粘膜ケアについて今後も対応できるように指導していく必要がある．
P：口腔ケアについてはセルフケアで食物残渣や顎義歯の汚れはクリアにできている．
　　顎義歯を外した後の粘膜ケアを指導．
　　リフレケア®ミスト＋スポンジブラシにて清掃．
◆周術期等専門的口腔衛生処置
14：27〜15：05　歯科衛生士氏名：○○○○
◆摂食機能療法
15：11〜16：02　歯科衛生士氏名：○○○　言語聴覚士氏名：○○○○
・エンゲリード®，ペースト食，プロセスリード®，ソフト食をテスト
・直接訓練：大根，にんじんの煮物，茹でブロッコリーを用いて咀嚼を意識して食塊形成する．
　※鼻腔栄養　終了・抜去

【Point】
作製した顎義歯によって，どの程度の食塊形成が可能か把握することは，適応食形態の選択や食事指導を行う際に役立つ．

| 2月22日 入院後33日 | S：ここまで来たなって感じです．
O：右上顎洞がんの再発所見（−）
　　頸部リンパ節転移（−）
　　顎義歯の適合状態は良好
　　食事中の鼻漏出（−）
A：#1 右上顎洞がん術後
　　#2 摂食機能障害
P：#1 顎義歯（顎補綴）調整
　　#2 内視鏡下嚥下機能検査（VE）（図7）
　　嚥下後，喉頭蓋谷に食品残留が認められるが反復嚥下あるいは薄いトロミの追加嚥下によりフラッシュ可能．咽頭クリアランス良好．
　※評価結果は別紙記載 | 地域歯科支援再診
77点
周術期等口腔機能管理料（Ⅱ）
300点
内視鏡下嚥下機能検査
600点
摂食機能療法
185点 |

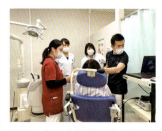 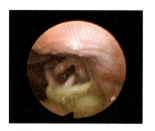

図7 左：内視鏡下嚥下機能検査の様子（VE）
　　　右：食塊形成の状態と嚥下反射のタイミングを確認

#3 経鼻胃管抜去

【歯科衛生士業務記録】 S：嚥下も力を入れてできるようになりました．鼻からチューブを抜いたらすごくスッキリしました． O：チューブ抜去後，鼻腔の乾燥感がない様子． 　　嚥下時の喉頭挙上も良好． A：顎義歯，粘膜の清掃についての確認が必要である． P：顎義歯の清掃方法，保管方法について確認した．粘膜の清掃については，リフレケア®ミスト・スポンジブラシの使用について，継続していくことを確認した． ◆摂食機能療法 15：33～16：09 歯科衛生士氏名：〇〇〇〇　言語聴覚士氏名：〇〇〇〇 ・発話明瞭度：1（よくわかる） ・音節明瞭度：72.6% ・blowing ratio*：70% ・顎義歯の清掃 ・食べたい食事を患者姉に準備してもらい，ST指導の下直接訓練を兼ねて食事指導． 　テストした食事：唐揚げ，パスタ，卵焼き，いちご 　唐揚げは一口大を1cm角サイズに切れば問題なかった． 【Point】 嚥下内視鏡検査を行うことによって，現在の食形態の適性や吸引の必要度などを考慮するための判断材料となる．また，歯科衛生士は検査医である歯科医師の介助手順も理解しておくとよい．	*→ p.98 コラム4参照

2月23日〜 2月26日 入院後 34日〜37日	同様に摂食機能療法の介入時間と内容について実施したことをカルテに記載	地域歯科支援再診 77点 摂食機能療法 185点
2月27日 入院後 38日	S：明日，退院してから少々不安もありますが何とかやってみます． O：体重：48.7 kg　BMI：19.8 　　右上顎洞がんの再発所見（−） 　　頸部頸部リンパ節転移（−） 　　顎義歯の適合状態は良好 　　食事中の鼻漏出（−） 　　最大開口量：29 mm A：#1 右上顎洞がん術後　#2 摂食機能障害 P：#1 顎義歯（顎補綴）調整	地域歯科支援再診 77点 摂食機能療法 185点

① 周術期口腔機能管理の実際

本日退院予定. 今後, 耳鼻咽喉科の定期受診に合わせ当科予約予定.
摂食機能療法終了.

【歯科衛生士業務記録】
S：いろいろとご迷惑おかけしました. 言いたいこと言いましたが, 食べられるようになって感謝してます.
O：口腔衛生状態良好.　呼吸状態も良好
A：退院後のセルフケア方法の確認が必要.
P：自宅での口腔清掃方法について指導
◆摂食機能療法
14：33〜14：41 歯科衛生士氏名：○○○　言語聴覚士氏名：○○○○
・顎義歯の清掃
・昼食時ミールラウンド
・発話明瞭度：1（よくわかる）
・音節明瞭度：74.1％

症例 5　上顎洞がんの周術期に摂食機能療法を併用した口腔機能管理

【周術期口腔機能管理報告書】

1. 口腔内状態の評価

口腔衛生状態	□ 良好	☑ 普通（改善すべき点あり）	□ 不良
口腔機能の状態	□ 良好	□ 普通（改善すべき点あり）	☑ 不良
歯の状態	□ 良好	□ むし歯あり	□ 固定すべき歯あり
歯肉の状態	□ 良好	□ 歯石あり	☑ 炎症あり
入れ歯の状態	☑ なし	□ あり	
		：□ 適合良好　□ 適合不良　□ 未使用	
粘膜の変化	□ なし	☑ あり（　　　　　　　　　　　　　　）	
口腔乾燥	□ なし	☑ やや乾燥　□ 乾燥強い	
その他　（　　　　　　　　　　　　　　　　　　　　　　　　　　　　　　　）			

2. 具体的な実施内容・指示内容

実施内容：　☑ 専門的口腔清掃　　☑ 口腔機能訓練
　　　　　　□ むし歯の治療　　　□ 歯周病治療　　　□ 入れ歯　　　□ 抜歯　　　□ 歯の固定
　　　　　　☑ その他（　顎補綴　　　　　　　　　　　　　　　　　　　）
指導内容：　☑ 歯みがき指導　　☑ うがい方法　　☑ 舌・口腔粘膜の清掃方法
　　　　　　☑ 保湿方法　　　　☑ 口腔機能訓練　　☑ その他

3. その他

顎義歯を作製（顎補綴）し, 取り扱いについて指導・訓練を行う. 特に摂食機能療法を中心に食塊形成の練習を積極的に行っていく予定である.

【コラム1】上顎洞がんの手術

副鼻腔の1つである上顎洞にできる悪性腫瘍である．副鼻腔で発生するがんでは最も頻度が高いが，発症例はごく稀である．他の組織へ転移する危険性はあまりないとされている．組織型としては扁平上皮がんの頻度が最も高い．手術後は口腔と鼻腔が交通し，1つの大きな連続した空洞となる．そのため，大きな顎義歯（プロテーゼ）を作製し，口腔側と鼻腔側をブロックする．

【コラム2】発話明瞭度

発話明瞭度とは「発話の了解度（understand ability of speech）」と定義され口頭コミュニケーションの伝達能力の程度を示すものであり，一般に発話機能の総合的な重症度を判定する指標とされている．

発話明瞭度の評価尺度

1. よくわかる　2. 時々わからない語がある程度
3. 聞き手が話題を知っているとどうやらわかる程度
4. 時々わかる語があるという程度　5. 全く了解不能

【コラム3】音節明瞭度（100音節リスト）（%）

100音節リストによる方法は，音節を患者に音読させ，正しく聞きとれた音節を百分率として規定したもの．

【コラム4】blowing ratio（%）

blowing ratioとは，鼻孔閉鎖状態での1回呼気時間（秒）と鼻孔開放状態での1回呼気時間（秒）を百分率として規定したものである．計測には，被検者に水を入れた コップと市販のストローを持たせ，「深く息を吸ってから，できるだけ長くそっと吹く」ように指示する．ストローは水の深さ約1/2まで入れて吹かせる．最初は，被検者自身が鼻翼を指で圧迫して鼻孔を閉鎖したまま行い，次に鼻孔を開放して実施する．気泡が出ている時間をストップウォッチで計測する．

blowing ratio＝鼻孔開放状態での1回呼気時間（秒）／鼻孔閉鎖状態での1回呼気時間（秒）×100

【コラム5】嚥下スクリーニングテスト

嚥下機能を評価するスクリーニングとして反復唾液嚥下テスト（RSST）や改訂水飲みテスト（MWST），食物テスト（FT）が標準化されており，初期評価で簡便に行うことができる．その手技や評価法の詳細は多くの成書に解説されており，参照いただきたい．

【コラム6】顎義歯

顎義歯は，手術や先天性疾患により生じた顎骨の欠損を補塡する義歯である．上顎に欠損がある場合には，口腔と鼻腔が交通することになるため義歯を用いて封鎖することが摂食嚥下や発音の機能回復につながる．

【コラム7】摂食機能療法
摂食機能障害を有する患者に対して，個々の患者の症状に対応した診療計画書に基づき，医師または歯科医師もしくは医師または歯科医師の指示の下に言語聴覚士，看護師，准看護師，歯科衛生士，理学療法士または作業療法士が訓練指導を行った場合に限り算定できる．

【コラム8】日本摂食嚥下リハビリテーション学会嚥下調整食分類2013
日本摂食嚥下リハビリテーション学会が2013年に公表．病院・施設・在宅医療および福祉関係者が共通して使用できることを目的に，食事5段階およびトロミ3段階について段階分類している．原則的に段階を形態のみで示し，量や栄養成分については設定していない．食事の早見表には，形態，目的・特色，主食の例，必要な咀嚼力，他の分類との対応が記載されている．
https://www.jsdr.or.jp/wp-content/uploads/file/doc/classification2013-manual.pdf

【コラム9】嚥下造影検査（videofluoroscopic examination of swallowing：VF）
造影剤を含む食品を経口摂取させ，摂食嚥下関連器官の状態と運動をエックス線透視下に観察する検査方法である．摂食嚥下の口腔期・咽頭期・食道期のすべてについて，摂食嚥下障害の病態を詳細に評価することができる．

（長谷剛志）

文献

1) 丹生健一：頭頸部癌患者の機能評価．耳鼻咽喉科臨床，103：507-513，2010.
2) Katoh C, Saitoh M, Tsuneyuki M, et al：Blowing ratio as an evaluation tool for velopharyngeal function after oral and oropharyngeal cancer resection. Head Neck, 32：1012-1018, 2010.

症例6 緩和ケア病棟におけるがん終末期（院内歯科）

【基本情報】

患　者	○○　○○○　　7×歳　男性			
依頼内容	家族より義歯作成の依頼			
経　緯	耳鼻科より歯科へ院内紹介，緩和ケア病棟*に入院中，疼痛コントロールとしてアセトアミノフェンを使用している，がん告知済み，生命予後は月単位，コミュニケーション手段は喉頭全摘のため筆談，認知機能は正常範囲，自立歩行は困難だが車いす移乗は軽介助にて可能，座位は安定，胃瘻造設されており食事はお楽しみでゼリーやアイス，プリン等を摂取している．　　　　　＊→ p.107 コラム 1, 2 参照			
主病名等	主病名：喉頭がん（喉頭全摘，両側頸部郭清後），胃瘻造設状態，多発骨転移			
既往歴	糖尿病，高血圧症，高カルシウム血症（ゾメタ® 使用中），不眠症			
処方薬	ノボリン®，トリアゾラム® 錠，アムロジピン® 錠，ゾメタ®			
体重・身長	身長 158 cm　体重 53 kg　BMI 21.2			
家族背景	妻と 2 人暮らし　自宅の近くに娘夫婦			
職　業	清掃業			
生活習慣	喫煙：20 本／日（20 歳から 69 歳まで） 酒：缶ビール 1 本／日 間食なし　習慣的飲料水　お茶			
血液データ	白血球数（WBC） 好中球（NEUT） リンパ球（LYMPH） 単球（MONO） 好酸球（EOSINO） 好塩基球（BASO） 赤血球数（RBC） ヘモグロビン（Hb） ヘマトクリット（Ht） MCV MCH MCHC 血小板数（PLT）	9200 (/μL) 89.7 (%) 5.9 (%) 4.4 (%) 0.0 (%) 0.0 (%) 337 (万/μL) 9.7 (g/μL) 29.8 (%) 88 (fl) 28.8 (pg) 32.6 (%) 29.7 (万/μL)	T-Bil AST ALT UN クレアチニン eGFR CLcr Na K Cl Ca	0.07 (mg/dL) 12 (U/L) 9 (U/L) 23.4 (mg/dL) 0.68 (mg/dL) 88 64 138 (mmol/L) 4.4 (mmol/L) 104 (mmol/L) 8.5 (mg/dL)

【ROAG（Revised Oral Assessment Guide）】

	1度	2度	3度	度数
声	正常	低い or かすれた	会話しづらい or 痛い	3
嚥下	正常な嚥下	痛い or 嚥下しにくい	嚥下不能	2
口唇	平滑でピンク	乾燥 or 亀裂 and/or 口角炎	潰瘍 or 出血	1
歯・義歯	きれい，食物残渣なし	1）部分的に歯垢や食物残渣 2）むし歯や義歯の損傷	全般的に歯垢や食物残渣	2
粘膜	ピンクで潤いあり	乾燥 and/or 赤，紫や白色への変化	著しい発赤 or 厚い舌苔，出血の有無に関わらず水疱や潰瘍	1
歯肉	ピンクで引き締まっている	浮腫性 and/or 発赤	手で圧迫しても容易に出血	2
舌	ピンクで潤いがあり乳頭がある	乾燥，乳頭の消失 or 赤や白色への変化	非常に厚い舌苔，水疱や潰瘍	1
唾液	ミラーと粘膜との間に抵抗なし	抵抗が少し増すが，ミラーが粘膜にくっつきそうにはならない	抵抗が明らかに増し，ミラーが粘膜にくっつく，あるいはくっつきそうになる	1
開口量	自力開口が可能で，開口制限なし	開口に応じるが開口制限を認める（二横指前後），意識障害などのため開口には応じないが，徒手的に開口可能	くいしばりや顎関節の拘縮のため，開口量が一横指以下	1
歯の状態	歯科治療を要する歯がない	ケアの妨げになる，あるいは感染源になるかもしれない歯がある	抜歯や削合など，早急に歯科治療を要する歯がある	2
口臭	口臭を認めない	口腔から 30 cm 以内に近づくと口臭を感じる	口腔から 30 cm 以上離れても口臭を感じる	1
			合計	17

【口腔清掃の自立度判定基準（BDR 指標）】

Brushing （歯磨き）	a. ほぼ自分で磨く 1. 移動して実施する 2. 寝床で実施する	b. 部分的には自分で磨く 1. 座位を保つ 2. 座位は保てない	c. 自分で磨かない 1. 座位, 半座位をとる 2. 半座位もとれない	a-2
Denture wearing （義歯着脱）	a. 自分で着脱する	b. 外すか入れるかどちらかはする	c. 自分では全く着脱しない	義歯なし
Mouse rinsing （うがい）	a. ブクブクうがいをする	b. 水は口に含む程度はする	c. 口に含むこともできない	a

【歯科医師による診察結果】

【口腔内所見】 アイヒナー分類 B4（前歯部のみ咬合接触あり），歯周ポケットは全周5mm以内．下顎右側中切歯，側切歯は動揺度1（同部のプロービング時の出血＋，歯肉縁上下歯石＋）．Revised Oral Assessment Guide（ROAG）[1] と口腔清掃の自立度判定基準（BDR指標）[2] の記録は p.101 を参照．

【周術期等口腔機能管理計画書】

基礎疾患の状態
☑ 糖尿病　　☑ 高血圧　　☐ 呼吸器疾患　　☐ 循環器疾患　　☑ その他（不眠症）

主病の手術等の予定
病名　　（　　　　　　　　　　　　　　　　　　　　　　　　　　　　　　） 治療予定 ☐ 手術　　　　　手術予定日　　　　　　　：術式（　　　　　　　　　　　） ☐ 化学療法　　　投与開始日 ☐ 放射線療法　　開始予定日 ☑ 緩和ケア

口腔内の状態
口腔衛生状態　：☐ 良好　　☐ 普通　　☑ やや不良　　☐ 不良 歯周病　　　　：☐ なし　　☑ あり　　むし歯　：☑ なし　　☐ あり 入れ歯の不具合：☑ なし　　☐ あり　　粘膜の変化：☑ なし　　☐ あり

周術期の口腔機能管理において実施する内容・セルフケアに関する指導方針
管理指導　：☑ 歯磨き指導　　☑ うがい方法　　☑ 舌・口腔粘膜の清掃方法 　　　　　　☑ 保湿方法　　　☐ 口腔機能訓練　　☐ その他 処置　　　：☑ 歯周病　　　☐ むし歯　　　☐ 抜歯　　　　☑ 入れ歯 　　　　　　☑ その他　（口腔保湿剤と含嗽薬の試供品を使用して下さい．）

【経過記録】

日時	記　　録	算定
11月4日 入院	初診 【IC内容】 S：家族「これまで歯医者さんは苦手で定期的に通いませんでした，義歯を作成して欲しいです」 患者（頷く） 歯科医師：今後，上下の部分義歯を作成します．今は車いすで移動できるため治療室に来て下さい．作成は約3週間を予定しております．また今後医療用麻薬の副作用により口腔の乾燥や炎症が出現する可能性がありますので，口の衛生管理も実施します．（上記，平易な言葉で説明して同意を得る．質問の時間を設ける．） 妻：なんとか元気なうちに義歯を入れてあげたい． 歯科医師：できるだけ期待に添えるように努力します． 長女：今，笑顔がないけれど食事の話になると少し元気になる．鮪の寿司が食べたいと言っている．義歯が入ると顔つきも少し変わると思うのでよろしくお願いします．	地域歯科支援歯科初診 307点 周術期等口腔機能管理計画策定料 300点 周術期等口腔機能管理料（Ⅲ） 190点 月1回， 歯周基本検査10-19本 110点 周術期等専門的口腔衛生処置1 92点 月1回 歯科衛生実地指導料1 80点

看護師：口のケアは私たちもお手伝いします.
コンプライアンス良好，配布資料あり
同席者 妻，長女，○○○○ 歯科衛生士，△△△△ 看護師
備考：娘の想いに患者が応えようとしている感じを受けた.

A：#1 欠損歯 上顎 765421 14567　下顎 765　4567
　　#2 慢性歯周炎　上顎 3|23　下顎 4321|123
P：#1 上下部分床義歯作成へ，上下顎の概形印象採得を実施，個人トレーオーダー
　　#2 歯科衛生士の介入，ブラッシング指導，体調が良いときにスケーリングとポリッシングを指示する.
【歯科衛生士業務記録】
S：無言（表情暗い）
O：下顎前歯部のプラークコントロール不良を認める，両側の下顎中切歯と側切歯は歯周ポケット 5mm.唾液の粘性が亢進，口腔乾燥（+），口腔粘膜炎（-）.
　　ブラッシングは 1日1回のためプラークの付着あり.
　　口腔乾燥を軽減するため，保湿を行う必要がある
P：ブラッシングを 1日2～3回実施する様に指導.保湿剤と含嗽薬の試供品をお渡しして，使用方法について説明した.長女，妻にも理解していただく.疲労度を考慮して，本日はアセスメントと指導のみとした.

11月7日 入院

本日より作業療法士が介入して排泄時の姿勢調整を行っている.研究用模型を提示して，鉤歯形成の必要性を述べ形成の同意を得る.
S：筆談にて，「歯ブラシの回数増やしました」
O：口腔粘膜炎-，プラークコントロール±（鉤歯欠損側のプラーク+）
A：#1 欠損歯 上顎 765421 14567 下顎 765　　4567
　　#2 慢性歯周炎 上顎 3|23　下顎 4321|123
P：#1 部分床義歯を作成中，鉤歯形成後に個人トレーの調整を行い，精密印象を行う（アルジネート使用）
義歯設計：
　　（上顎）13：遠心から 0.8mm ワイヤークラスプ（近心側にキャストのフック），22, 23：0.8mm ワイヤー双子鉤，残存歯の舌側はレジンアップ.
　　（下顎）33：遠心から 0.8mm ワイヤークラスプ（近心側にキャストのフック），43, 44：0.8mm ワイヤー双子鉤，残存歯の舌側はレジンアップ.
　　#2 歯科衛生士介入，作業療法士に対してブラッシングの補助を依頼した.口腔衛生指導の目的にて口腔内写真を撮影する.

【歯科衛生士業務記録】
看護師より今日は調子が良いと報告を受ける.
S：（筆談）痛くないようにして下さい.
O：ブラッシングは 1日2回実施出来ている，保湿剤も使用しており口腔乾燥は抑えられている.
　　ブラッシング回数は増えたがプラークの付着はあり.
P：口腔内写真を提示後，下顎の超音波スケーリング，ポリッシングを実施.下顎唇側前歯部の歯ブラシの当て方を確認（バス法）.

地域歯科支援再診
77 点
スケーリング　下顎
68 点
歯周基本治療処置（生食）
10 点
歯周病患者画像活用指導料 5 枚
50 点
鉤歯形成（1-9歯）
40 点
連合印象　アルジネート
230×2 点
補診（新製）
90×2 点

11月14日 入院	S：「咬み合わせを採ります」と患者に説明して，頷く． O：口腔粘膜炎の症状はない．家族介助によるブラッシング直後であり歯間部以外の衛生状態は保たれる． A：#1 欠損歯 上顎 765421 14567 下顎 765　4567 　　#2 慢性歯周炎 上顎 3|23　下顎 4321|123 P：#1 部分床義歯作成中　残存歯の咬合高径に合わせて咬合採得を実施．人工歯のシェードテイキング（色合わせ）を行う．人工歯 A3.5, 前歯部レジン歯, 臼歯部硬質レジン歯, 前歯部の人工歯形態はスクエアタイプとした． 　　#2 歯科衛生士の介入．作業療法士に対してブラッシングの補助を依頼中．	地域歯科支援再診 77 点 咬合採得 少数歯 1-8 歯 57 点 咬合採得 多数歯 9-14 歯 187 点
	【歯科衛生士業務記録】 S：（筆談にて）1 日 3 回の歯磨きは辛い． O：上顎臼歯歯間部のプラークコントロール不良を認める．同部の歯肉腫脹＋ 　　セルフケアや家族によるブラッシングには限界がある． P：ブラッシングによる疲労感を軽減させるため，看護師による食後の仕上げ磨きを依頼する．含嗽は可能なため，ネオステリングリーンうがい液を使用するように促す．	
11月21日 入院	# 看護師より倦怠感が少し強くなってきたと報告を受ける．上下部分床義歯の試適のため家族に立ち会っていただく．上顎前歯部があった頃の患者の写真を長女が持参しているため確認してリップサポートの参考にする． 「今日は仮あわせをします」と説明して，頷く． S：患者（義歯が入った顔を鏡で見て僅かに笑顔）. 娘さん「顔付きが変わりますね，お寿司食べられるかも」 O：唾液は粘性状態，舌苔が奥舌に少量付着，口腔粘膜炎（－） A：#1 欠損歯 上顎 765421 14567　下顎 765　　4567 　　#2 慢性歯周炎　上顎 3|23　下顎 4321|123 　　#3 口腔乾燥症 P：#1 上下部分床義歯の試適を行う．装着による発音障害はなく，顎位は安定しているため患者と家族に審美面の確認をしてもらい次回，完成となる． 　　#2 歯科衛生士の管理 　　#3 歯科衛生士に唾液腺マッサージを指示	地域歯科支援再診 77 点 試適 少数歯 1-8 歯 40 点 試適 多数歯 9-14 歯 100 点
	【歯科衛生士業務記録】 S：（筆談にて）看護婦さんに歯ブラシを手伝ってもらいます． O：口腔内汚染（－），口腔乾燥（±），下顎歯頸部プラーク（±） 　　口腔衛生は看護師の介助により，保たれている．口腔乾燥が軽度にあるため保湿が必要である P：唾液腺マッサージを実施し，本人と家族に指導を行う．家族ができるケアとして理解していただいた．コンプライアンス良好	
11月28日 入院	# 看護師より疼痛コントロールのためアセトアミノフェン増量と報告を受ける．家族同伴で治療室へ入室．「今日は新しい義歯を入れます」と説明，頷く． S：筆談で「ありがとう」 O：口腔環境は著変なし，乾燥傾向＋ A：#1 上下部分床義歯完成 　　欠損歯 上顎 765421 14567 下顎 765 4567	地域歯科支援再診 77 点 レジン床義歯 5-8 歯 781 点 レジン床義歯 9-11 歯 1079 点

	#2 慢性歯周炎 上顎 3|23　下顎 4321|123 #3 口腔乾燥症 P：#1 上下部分床義歯の装着を行う．ワイヤークラスプと粘膜面の適合を確認，左側上顎の大臼歯部顎堤頂と左側下顎の顎舌骨筋線部をカーバイドバーでリリーフする．咬合調整はカーボランダムポイントにて下顎大臼歯人工歯の早期接触部を調整する． #2 歯科衛生士に義歯の管理方法についての説明を指示する．	人工歯　レジン前歯（両側） 26点 人工歯　硬質レジン臼歯（両側） 80×2点 線鉤　双子鉤 221×2点 線鉤　レストなし 141×2点 間接支台装置（フック） 109×2点 歯リハ 190点
	【歯科衛生士業務記録】 S：（筆談にて）慣れるまで大変そう O：口腔内汚染（－）口腔乾燥（＋）上顎前歯部の歯頸部プラーク（±） P：本人では義歯管理困難，家族や病棟看護師の協力が必要である． 　義歯の着脱ならびに衛生指導を本人と家族に行う．外すときは，クラスプに指をかけること（鏡を見せて説明），入れるときは咬んで入れないように説明．衛生指導のポイントは①義歯用ブラシで毎食後にお手入れする，②入れ歯洗浄剤を使用する，③痛みがあるときは無理せず看護師に伝える，である．また同日に病棟の受け持ち看護師に対しても同様の説明を行った．義歯管理の資料を家族にお渡しする．	
12月7日 入院　往診 対応	# 看護師より疼痛コントロールのためオピオイド開始と報告を受ける．酸素は経鼻カニューレで 1.0-2.0L/分，希望であったお寿司は家族とともに食べられたとのこと．今日は義歯の当たりだけ取って欲しいとの訴えあり． S：ジェスチャーにて左下を指している． O：左下小臼歯部付近の頬側歯肉に 1mm×1mm の義歯性潰瘍を認める．口腔乾燥がさらに進行している．食後のため食渣残留あり．咬合の回復により固形物の摂取が少し増えている． A：#1 上下部分床義歯完成 　欠損歯 上顎 765421 14567 下顎 765　　4567 　#2 慢性歯周炎 上顎 3|23　下顎 4321|123 　#3 口腔乾燥症 P：#1 義歯性潰瘍部のリリーフを行う 　#2 歯科衛生士介入 　#3 保湿剤，唾液腺マッサージ	地域歯科支援再診 77点 周術期等口腔機能管理料（Ⅲ） 190点 歯リハ 104点
	その後1週間に1回のペースで診察（途中経過略）	
2月21日 入院　往診	# 病棟より口腔乾燥が強いと連絡，呼吸苦がありモルヒネ開始している．胸水＋，生命予後は日単位と緩和ケア医師より伝えられる．奥様は今週より病院に泊まっている． S：意思疎通困難 O：口呼吸＋，頬粘膜にカンジダ様の白斑を認める，口腔乾燥が進行しており唾液は極めて少ない．義歯は呼吸苦に伴い外している． A：#1 義歯完成 欠損歯 上顎 765421 14567 下顎 765 4567 　#2 慢性歯周炎 上顎 3|23　下顎 4321|123	地域歯科支援再診 77点 周術期等口腔機能管理料（Ⅲ） 190点

	#3 口腔乾燥症 #4 口腔カンジダの疑い P：#1 経過観察，看取り時には義歯装着を忘れないように看護師に指示 #2 歯科衛生士介入 #3 保湿剤，唾液腺マッサージ #4 口腔衛生管理	周術期等専門的口腔衛生処置1 92点
	【歯科衛生士業務記録】 S：家族「最後まで口をきれいにしていただき，ありがとうございました． O：頬粘膜の白斑＋，口腔乾燥＋，開口持続＋ 口腔乾燥が強いため保湿必要 P：粘膜のケアを中心にスポンジブラシで汚染物を除去，除去後に保湿剤を塗布する（頬粘膜の白斑はスポンジブラシで除去可能）．歯ブラシはやや拒否傾向があるため軽くブラッシングして終了とした．	
2月23日	家族に囲まれお亡くなりになる．	

【周術期口腔機能管理報告書】

1．口腔内の評価

口腔衛生	□ 良好	□ 普通（改善すべき点あり）	☑ 不良	
口腔機能	□ 良好	□ 普通（改善すべき点あり）	☑ 不良	
歯肉	□ 良好	□ 歯石あり	☑ 炎症あり	
入れ歯	□ なし	☑ あり		
	：☑ 適合良好	□ 適合不良	□ 未使用	
粘膜の変化	□ なし	☑ あり（　　　　　　　　　　　　　　）		
口腔乾燥	□ なし	□ やや乾燥	☑ 乾燥強い	
その他　（　　　　　　　　　　　　　　　　　　　　　　　　　　　　　　　　）				

2．具体的な実施内容・指示内容

実施内容：　☑ 専門的口腔清掃　　□ 口腔機能訓練
□ むし歯の治療　　☑ 歯周病治療　　☑ 入れ歯　　□ 抜歯　　□ 歯の固定
□ その他（　　　　　　　　　　　　　　　　　　　　　　　　　　）
指導内容：　☑ 歯みがき指導　　☑ うがい方法　　☑ 舌・口腔粘膜の清掃方法
☑ 保湿方法　　□ 口腔機能訓練　　□ その他

3．その他

終末期における生活の質の向上のため義歯作成ならびに口腔衛生管理を行いました．

Ⅰ 周術期口腔機能管理の実際

【コラム1】緩和ケアについて[3]
緩和ケアとは，生命を脅かす疾患に直面している患者とその家族に対して，痛みやその他の身体的問題，心理社会的問題，スピリチュアルな問題を早期に発見し，的確なアセスメントと対処（治療・処置）を行うことによって，苦しみを予防し，和らげることで，クオリティー・オブ・ライフ（QOL：生活の質）を改善するアプローチである．

【コラム2】緩和ケア病棟について[4]
緩和ケア病棟は，がんの進行などに伴う身体や精神的な症状を認め，治すことを目標にした治療（抗がん剤治療やホルモン療法，放射線治療や手術など）が困難，あるいはこれらの治療を希望しない方を対象としている．

【コラム3】末期患者のスピリチュアルペインについて[5]
スピリチュアルペインとは「自己の存在と意味の消滅から生じる苦痛」といわれている．その理解には，時間存在（将来）と関係存在（他者）と自律存在（自分で出来ること）の消失を理解する必要がある．援助においては傾聴を行い，患者と認識を共有することが大切である．

【コラム4】当院緩和ケア病棟への歯科介入実績（表1，図1）[6]
初診時の口腔乾燥症を37％に認めた．最後の食事はゼリーが最も多い傾向にあったが内容は多岐にわたっていた．

表1　緩和ケア病棟での歯科介入患者の内訳

	N（最小-最大）
男性（人）	40
女性（人）	19
平均年齢（歳）	77（61-85）
歯科初診から退院までの平均期間（日）	29（1-189）
歯科介入した平均実日数（日）	3（1-15）
初診時の口腔乾燥	37％
転帰（人）	死亡 53 自宅 3 転院 3

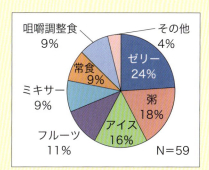

図1　介入患者の最後の食事内容について
最終経口摂取日から死亡までの平均期間 9日（1-50日）

【コラム5】エンゼルメイク
死者を穏やかな顔に整えることを意味する．エンゼルメイクとして著者は死亡確認後，義歯が入らない場合に義歯を小さく削合したり，上顎前歯部の補綴物が外れている場合にセメントにて再装着することを経験した．

（尾﨑研一郎）

文献

1) Andersson P et al.：Oral health problems in elderly rehabilitation patients. Int J Dent Hyg., 2(2)：70-77, 2004.
2) 厚生省老人保健福祉 局老人保健課監修：寝たきり者の口腔衛生指導マニュアル．新企画出版社，東京，1993, 56-57.
3) 世界保健機関（WHO）ホームページ：
   http://www.who.int/cancer/palliative/definition/en/ 参照日 2018.9.13
4) 国立がん研究センター がん情報サービス：
   https://ganjoho.jp/public/support/relaxation/palliative_care.html 参照日 2018.9.13
5) 村田 久行：スピリチュアルケアの原理と実際．死の臨床，25(1)：14-16, 2002.
6) 尾﨑研一郎ほか：当院におけるがん化学療法患者の口腔管理について．老年歯科医学，29(2)：218, 2014.

症例7 終末期患者

【基本情報】

患　　者	87歳　男性　主病名：脳梗塞後遺症における摂食機能障害（経鼻経管栄養）老衰
依頼内容	20○○年3月12日　当科初診 いつも大変お世話になっています． 病名：脳梗塞後遺症　老衰 3月9日に入院してきました．脳梗塞後遺症による嚥下障害にて経口摂取が困難です．口腔汚染が顕著で，口腔衛生管理と経口摂取の可否について精査お願いいたします． 　　　　　　　　　　　　　　　　　　　　　　　　内科主治医　○○　××
経　　緯	3年前に発症した脳梗塞の後遺症により要介護状態になった．在宅で生活し，時々施設のショートステイなどを利用していたが，肺炎を発症し，急性期病院に緊急入院．肺炎治療を行い肺炎は治癒したが経口摂取が困難となり，経鼻経管栄養となる．急性期病院にて摂食機能療法を実施したが改善せず，経管栄養が離脱できないので，療養型病院（当院）に転院してきた．口腔内の汚染が顕著で，口腔清潔の保持と摂食機能改善を目的に当科に依頼があった．家族の希望で経管栄養と併行して経口摂取を試みたが，その後誤嚥性肺炎を発症し死亡という転帰をとった．
既往歴	脳梗塞（3年前）　2型糖尿病
処方薬	現在薬の処方は中止している．
体重・身長	身長：164 cm　体重：42 kg　BMI：15.6
家族背景	血縁は4名（妻とのみ同居）長男・長女は遠方に別居
生活習慣	以前は旅行などをしていたが，ここ数年は自宅で寝たきり状態であった．
治療計画	口腔保清に努めるよう口腔衛生管理および摂食機能療法を行って経口摂取能力の回復を目指す（ただし，誤嚥性肺炎の危険性が高いので，家族に状況を説明し，希望する範囲での訓練を実施することとする）． 現時点では口腔健康管理を実施するが，他職種による口腔ケア実施時に間接訓練を考慮したストレッチや口唇への刺激等を行っていく． 全身状況の改善を見ながら，主治医と協議のうえ，歯科衛生士による口腔健康管理実施時に経口直接訓練を実施する．その後の計画は症状の変化に応じ計画を見直すこととする．
血液データ	白血球数（WBC）　9800（/μL）　　TP　　5.3（g/dL） 赤血球数（RBC）　370（万/μL）　ALB　2.7（g/dL） ヘモグロビン（Hb）　9.3（g/μL） ヘマトクリット（Ht）　40（%） 血小板数（PLT）　24（万/μL）

【歯周組織検査】

	8	7	6	5	4	3	2	1	1	2	3	4	5	6	7	8
動揺度	0	0	0	0	0	0	0	0	0	1			1			
歯周ポケット	4	5	4	3	3	3	2	4	5	5			5			
プラーク	0	2	2	0	1	0	0	1	2	1			1			
歯式	8	7	6	5	4	3	2	1	1	2	3	4	5	6	7	8
歯式	8	7	6	5	4	3	2	1	1	2	3	4	5	6	7	8
プラーク		0	2	2	1	2	1	0	1	0	1	1	2			
歯周ポケット		5	4	4	2	3	3	2	3	3	4	4	3			
動揺度		0	0	0	0	0	0	0	0	0	0	0	0			

（プラークは染め出しできないので，視診にてプラークの付着程度を観察し分類
0：ほとんどなし，1：歯冠1/3程度付着　2：歯冠1/2程度付着　3：歯冠全体に付着）

【歯科医師による診察結果】

【口腔内所見】　パノラマエックス線写真　未撮影　　　初診時口腔内写真　未撮影
　　　　　　　　歯科病名　7————36
　　　　　　　　　　　　　6————6　　P　　口腔機能低下症（摂食機能障害）

【治療方針】　口腔保湿を中心とした歯科衛生士による口腔衛生管理を実施することとした．

【歯科衛生士への指示事項】　歯石の付着は前歯部・臼歯部ともにみられるため，歯科衛生士には機械的歯面清掃および歯石除去を指示したが，医師より全身状態の悪化から出血の危険性について無理しないようにとの助言があり，嚥下状態の不良も見られたため，1回に数本程度の歯石除去や機械的歯面清掃を指示した．

【周術期等口腔機能管理計画書】

基礎疾患の状態・生活習慣

☑ 糖尿病　　□ 高血圧　　□ 呼吸器疾患　　□ 循環器疾患　　☑ その他（脳梗塞後遺症）

主病の手術等の予定

病名　（　　　　　　　　　　　　　　　　　　　　　　　　　　　　　）
治療予定
□ 手術　　　　　手術予定日　　　　　　　：術式（　　　　　　　　　　）
□ 化学療法　　　投与開始日
□ 放射線療法　　開始予定日
☑ 緩和ケア

口腔内の状態等（現症及び手術等によって予測される変化）

口腔衛生状態　　　　：□ 良好　　　□ 普通　　　☑ 不良
歯周病　　　　　　　：□ なし　　　☑ あり　　　むし歯　　：□ なし　　　☑ あり
入れ歯の不具合　　　：☑ なし　　　□ あり　　　粘膜の変化：□ なし　　　☑ あり
治療に伴う口腔の変化：☑ なし　　　□ あり
　（　　　　　　　　　　　　　　　　　　　　　　　　　　　　　　　　　　　）

周術期の口腔機能管理において実施する内容・セルフケアに関する指導方針など

管理指導　：□ 歯磨き指導　　　□ うがい方法　　　☑ 舌・口腔粘膜の清掃方法
　　　　　　☑ 保湿方法　　　　☑ 口腔機能訓練　　□ その他
処置　　　：☑ 歯周病　　　　　□ むし歯　　　　　□ 抜歯　　　　□ 入れ歯
　　　　　　□ その他

I 周術期口腔機能管理の実際

【経過記録】

日時	記　　録	算定
3月12日	初診 当院内科より依頼．摂食嚥下障害と口腔内の汚染が顕著で，口腔清潔の保持と摂食機能改善を目的に当科に依頼があった． 【口腔内所見】 口腔内は汚染され，口蓋・頬・舌のそれぞれの粘膜および歯肉に剝離粘膜上皮の付着が見られる．歯周ポケット検査実施　2〜6mm　一部重度歯周病に罹患している部位がある．歯肉の発赤もあるが，指示従命困難で，精密検査までは実施できなかった．左上2は残根状態になっている．下顎臼歯部，上顎臼歯部などの補綴物にも不適合な部分や2次う蝕の発生も見られる．摂食嚥下機能に関しては意識レベルの低下（JCS Ⅱ−10）があり，精査不能であった．口腔機能低下にあっては，舌苔の付着量70％程度，ムーカス（口腔水分計）のよる口腔乾燥度12.3，舌圧は3.2 Kpaとかなり低値であった． 【家族への病状説明】 口腔内の汚染が顕著であり，口腔粘膜の可動性も失われているために，口腔機能が低下している疑いがあるが，現在は全身状態の悪化があるために，精査ができないことを告げた．当面口腔清潔の改善を図るための口腔衛生管理を継続的に実施し，歯石除去，機械的歯面清掃を実施していくことを説明した．	初診料＋外来環境加算 282＋25点 歯周基本検査 200点 歯科疾患管理料（文書なし） 100点 口腔機能管理加算 100点 舌圧検査料 140点
3月16日	歯科衛生士による口腔衛生管理開始 【歯科衛生士業務記録】10：23〜10：39 S：口腔観察の呼びかけに反応なし O：経口摂取困難．口腔粘膜全体に剝離粘膜上皮，乾燥痰の付着がみられ，強烈な口臭を呈している．唾液分泌が明らかに低下しており，頬粘膜や舌粘膜は乾燥のために可動困難になっている． A：口腔機能低下による口腔環境の悪化．口腔汚染状態の改善が必要である． P：・まずは口腔内の環境を改善するために，口腔保湿剤を使用した口腔衛生管理を実施し，剝離粘膜上皮および乾燥痰の除去を行いながら，口腔粘膜の湿潤を取り戻すようにする． 　　・歯石の付着も見られるが，転院したばかりで全身状態が悪いため，医師・歯科医師からの許可が出てから歯石除去を行うこととした． 　　・看護職員に日常ケアの方法や口腔保湿剤の使用方法などを指導した． 【Point】 初回口腔衛生管理実施時には患者の身体状況を把握し，呼吸や嚥下状態など口腔衛生管理を実施可能かどうかの判断をする．また口腔衛生指導にあっては，看護職の知識程度を充分考慮し，病棟で実施できる範囲でわかりやすく指導する．	再診＋外来環境加算 72＋5点 機械的歯面清掃 68点 歯科衛生士実地指導料1 15分以上 80点
3月20日	【歯科医師の診察】 口腔環境の改善とともに，全身状態も改善傾向にあり，医師との協議の結果，歯石除去程度なら実施して良いとのことで，歯科衛生士に歯石付着部位である下顎前歯の歯石除去を指示した．	再診＋外来環境加算 72＋5点

症例7　終末期患者

111

	【歯科衛生士業務記録】 S：声かけに開眼. O：経口摂取困難. 口蓋や頰粘膜にあった剝離上皮粘膜は減少しているが, 歯に付着している乾燥痰などの汚れはいまだ残存している. A：引き続き口腔機能低下による口腔環境の悪化. 口腔汚染状態の改善に対する方法の継続. P：口腔保湿剤を使用して剝離上皮粘膜の除去を引き続き行っていくこと, 可能な範囲での歯石除去を行っても良いと医師・歯科医師より許可が出たので実施した.	3〜3下顎スケーリング 68点 歯周基本治療処置 （月1回） 10点
3月26日	【歯科医師の診察】 　全身状況の改善とともに口腔内の状態も改善してきている. 【家族：本人の妻　に状況を説明】 口腔内の汚染は, 初診時に比較して改善されている. 全身状態も安定してきているが, いまだ経口摂取できるような状態ではない. 口腔機能の改善もみられているが, 精査を行っていないので, 改善程度は不明であると説明. 家族より, このまま何も食べられないのは可哀そうで, たとえ誤嚥する危険があっても良いので, 何か少しでも食べられるようにならないかとのお話があった. 現在は経管栄養であるが, 担当医師とも相談し, ご家族の意向を反映できるように検討すると説明した. 次回口腔機能および摂食嚥下機能の評価を行うこととした. 【Point】 意識障害をもつ患者の口腔衛生管理では, 歯科医師を通じて患者家族への状況説明を頻回に行う必要がある. 変化がなくても定期的にケアカンファレンスが実施されているので, 状況説明は文書でも構わないので行うようにする. また, 患者家族の希望はできるだけ聴取し, 口腔衛生管理に反映させる.	再診＋外来環境加算 77点
3月28日	【歯科医師の診察】 歯石除去も行われ, 剝離上皮粘膜, 乾燥痰の出現も減少して口腔内の環境も改善している. 【摂食機能評価】 口腔諸機能評価 開口：指示により1.5横指程度の開口は可能 舌運動：指示が入らず, 評価不可能であったが, 嚥下時の舌運動は行える 意識レベル：JCSⅡ－10 MSWT：3回実施して1回ムセが発生した. 3点b（嚥下あり・ムセあり, 湿性嗄声あり） フードテスト：3回実施してムセなし　4点 嚥下聴音検査：やや湿性呼吸音が聞こえるが嚥下音は比較的良好である. 【歯科衛生士業務記録】 S：声かけに反応なし O：経口摂取困難. 口蓋や頰粘膜にあった剝離上皮粘膜は減少しているが, 歯に付着している乾燥痰などの汚れはいまだ残存している. A：口腔乾燥に対する方法として, 保湿剤の使用を継続. P：口腔保湿剤を使用して剝離上皮粘膜の除去を引き続き行っていくこと, ハンドスケーラーにて歯石除去実施.	再診＋外来環境加算 77点 3〜3上顎　スケーリング 68点 摂食機能スクリーニング検査 0点

I 周術期口腔機能管理の実際

	【Point】 　終末期の患者においては，家族が少しでも経口摂取させたいと希望することが多い．歯科医師・歯科衛生士の判断だけで実施することは難しいが，主治医に状況を説明し，主治医と家族を交えたカンファレンスを実施することで理解が得られる場合もある．	
4月2日	【歯科医師の診察】 口腔環境は改善されてきているが，いまだ口蓋や頬粘膜に乾燥痰などの付着がみられる．歯科衛生士に除去指示 （主治医との打ち合わせを行う） 口腔機能は改善の傾向がみられるが，嚥下時に3回に1回のムセが認められ，嚥下機能に問題があると考えられる．フードテストでの結果から，ゼリーやプリンを数口程度なら摂取することは可能だとも思われるが，口腔粘膜面の汚れ付着の度合いから，歯科衛生士による口腔機能の賦活訓練を行い，機能がある程度回復したところで嚥下内視鏡検査を実施し，嚥下状態を確認してから経口直接訓練を実施できれば良いと思う旨，主治医に伝えた．また，家族からは少しでも経口摂取させて欲しいという強い願いがあることも伝えたところ，計画通りの摂食機能療法実施が許可された． 摂食機能療法計画書作成（別紙）下記に要約 ＃脳血管障害による摂食機能障害 口腔機能賦活訓練：舌ストレッチ，頬マッサージ，口腔粘膜刺激法，口腔衛生管理実施 訓練目標：短期目標　口腔内環境改善および経口直接訓練の実施 訓練計画：間接訓練を2週間程度継続実施する．実施後に嚥下内視鏡検査実施し経口直接訓練が実施できるかどうか検討する． 【歯科衛生士業務記録】 S：小さな声で「はい」 O：経口摂取困難．口腔乾燥は改善傾向にある．意識レベルもやや回復した．口蓋や頬粘膜にあった剥離上皮粘膜は減少しているが，歯に付着している乾燥痰などの汚れはいまだ残存している．舌や頬の動きは改善傾向にある． A：口腔乾燥に対する方法として，舌や口腔周囲の刺激について検討． P：摂食機能療法実施：舌ストレッチ，頬マッサージ，口腔粘膜刺激法, 口腔衛生管理を行った．実施後変化なし．呼吸・脈拍変化なし	再診＋外来環境加算 77点 歯科疾患管理料 100点 口腔機能管理加算 100点 摂食機能療法 13：02〜13：35 185点
4月5日	【歯科医師の診察】 摂食機能訓練を実施し，舌・頬などの動きや嚥下動作には活動性が見られるようになったが，ムセも見られるため，嚥下内視鏡検査を実施することとした． 嚥下内視鏡検査 所見の要約：解剖学的異常や器質的疾患の存在は確認されなかった．咽頭収縮の状態を示すホワイトアウトが弱く，嚥下圧の減弱が疑われた．水分・ゼリーなどの食材を検査したが，やや咽頭残留が認められるのと，何回か嚥下すると痰の貯留を発生させる傾向があるため，数口の経口直接訓練なら実施可能と	再診＋外来環境加算 77点 摂食機能療法 13：34〜14：12 185点 嚥下内視鏡検査 720点

症例7　終末期患者

判断した.
上記検査結果を家族に説明
説明の要約：現時点ではすべての栄養を経口摂取することは困難な状態であるが，ゼリーやプリンならば数口程度安全に経口摂取できるので，歯科衛生士や看護師による経口直接訓練を実施することを説明した．だが，引き続き誤嚥の危険性はあり，誤嚥性肺炎の発症などの危険から命に危険がおよぶ可能性があることを説明した．家族はそれでも経口摂取を行って欲しいとの希望を示された.

【歯科衛生士業務記録】
S：「はい」「おいしい」
O：経口摂取困難．口腔衛生状況改善．口腔機能は変化なし（嚥下機能改善傾向？）．口腔内の唾液貯留が認められ，粘膜の湿潤も回復している.
A：嚥下機能改善がみられるので，訓練継続必要
P：内視鏡検査の結果，患者家族への説明後，歯科医師の指示変更があり，本日より訓練時にゼリーを2～3口経口摂取訓練を開始した．3口目まで「ゴックン」という音が聞こえるほど力強い嚥下が見られた．実施後変化なし，呼吸・脈拍にも変化なし.

【Point】
意識障害や重度の嚥下障害をもつ患者の直接訓練を実施する際には，嚥下内視鏡検査や嚥下造影検査を実施し，誤嚥の有無や摂食嚥下動態を精査しておくことが必要である．患者家族へはそれらの情報を提示し，危険があることを十分理解してもらった上で訓練を実施することが望ましい.

| 4月12日 | 【歯科衛生士業務記録】10：15～10：32
S：声かけに反応なし
O：昨日より嘔吐があり，経管栄養を中止している．点滴を併用しているが，血圧もやや低下している．口腔汚染も以前と同様に痰の付着が増えており，汚れている．本日は摂食機能療法を中止し，口腔衛生管理を実施するように歯科医師より指示あり．口蓋や頬粘膜に痰や剥離上皮粘膜が多量に付着し，口臭も強くなっている.
A：苦痛を与えないよう注意しながら，口腔内汚染物の除去が必要
P：口腔保湿剤を使用して剥離上皮粘膜の除去を引き続き行っていく．歯科医師より状態の悪化にて摂食機能訓練は中止の指示あり.

【Point】
終末期にある患者では，嘔吐や吐血にて口腔内が汚れることも多い．全身状態との兼ね合いも考慮に入れ，口腔衛生管理を実施する回数なども状態に応じて増やしていくことも必要である. | 再診＋外来環境加算
77点
歯科衛生士実地指導料1
80点 |
| 4月15日 | 【歯科衛生士業務記録】
S：声かけに反応なし．苦しい表情.
O：栄養補給が点滴のみの状態で，2週間程度経過しており，口腔内からの出血が発生しているので，口腔衛生管理を実施して欲しいとのことで緊急実施．口蓋・頬粘膜・口唇に | 再診＋外来環境加算
72＋5点 |

I 周術期口腔機能管理の実際

も出血斑が認められる．自然出血は止まっているが，口腔内はかなり血液で汚染された状態（図1）なので，歯科衛生士に口腔衛生管理実施を指示した．口蓋，頬粘膜，残存歯に血餅が大量に付着している．口腔内も汚れており，乾燥痰なども混じって付着している．

A：引き続き口腔機能低下による口腔環境の悪化，出血による口腔汚染状態

P：口腔保湿剤を使用して血餅および乾燥痰の除去を行う．粘膜面の清掃を中心に行うが，途中呼吸状態が不安定になり呼吸停止が数回起こった．終了時には呼吸・脈拍は安定．看護師に状態を確認してもらった．（終了時の口腔内写真（図2））

図1

図2

【Point】
人生の最終段階においては，粘膜面からの出血が簡単に起こるようになり（易出血性の亢進）口腔内が汚染されてしまうことが多い．血餅の除去や出血部位の確認，止血操作の実施など歯科衛生士の専門的口腔衛生管理技術が問われる場面でもある．

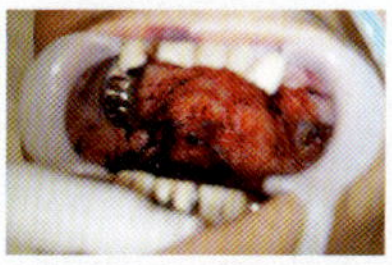

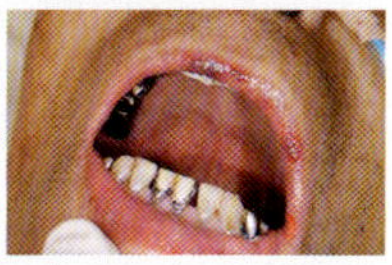

| 4月18日 | 死亡退院
患者の出棺に立ち会う．
患者家族（本人の妻）から「数日前の訓練で最後に口から食べられて本当に良かった」との言葉をいただいた． | |

【周術期口腔機能管理報告書】

1．口腔内状態の評価

口腔衛生状態	□ 良好	□ 普通（改善すべき点あり）	☑ 不良
口腔機能の状態	□ 良好	□ 普通（改善すべき点あり）	☑ 不良
歯の状態	□ 良好	☑ むし歯あり	□ 固定すべき歯あり
歯肉の状態	□ 良好	☑ 歯石あり	☑ 炎症あり
入れ歯の状態	☑ なし	□ あり	
		：□ 適合良好　　□ 適合不良　　□ 未使用	
粘膜の変化	□ なし	☑ あり（　乾燥・剥離上被膜の付着　）	
口腔乾燥	□ なし	□ やや乾燥	☑ 乾燥強い
その他　（			）

2．具体的な実施内容・指示内容

実施内容：　☑ 専門的口腔清掃　　☑ 口腔機能訓練
　　　　　　□ むし歯の治療　　☑ 歯周病治療　　□ 入れ歯　　□ 抜歯　　□ 歯の固定
　　　　　　□ その他（　　　　　　　　　　　　　　　　　　　　　　　　　）
指導内容：　☑ 歯みがき指導　　□ うがい方法　　☑ 舌・口腔粘膜の清掃方法
　　　　　　☑ 保湿方法　　☑ 口腔機能訓練　　□ その他

3．その他

担当看護師に日常口腔ケアの方法指導，口腔出血時の対応などを指導した．

（阪口英夫）

❷ 実践編

II 周術期口腔機能管理の演習と相互実習

歯科衛生士の専門的口腔衛生処置計画の立案

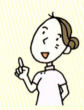

演習のねらいと進め方

　周術期口腔機能管理において歯科衛生士が実践する専門的口腔衛生処置計画は，主科の治療を支える大切な役割があることを念頭に計画を立案していく必要がある．処置の計画を立案する上では，アセスメントが重要となる．また，周術期患者の治療にはさまざまな職種が介入しているため，多くの情報が存在する．それらの情報を整理しながら，歯科衛生士が対応すべき問題点を抽出して，根拠に基づいた専門的な介入を行うことが大切である．このためには，知識収集の座学だけでは実践的な学習ができない．多職種と連携する中で情報を整理し，歯科衛生士として，専門的な介入や助言する実践力が必須となる．

　そこで，都道府県歯科衛生士会にて臨床実践力を高める演習を紹介する．提示された症例について各個人で計画を立案し，グループで検討を行い，専門的口腔衛生処置計画を立案して患者さんや多職種に説明する練習が必要である．また，グループにおける演習を行うためには，タスクフォース（任務部隊）が重要となる．タスクフォースは，各班の議論の成り行きを見守り，議論が意図した方向とは違う流れになった場合に，軌道修正を行う役割を担う．タスクフォース自らが討議に参加するのではなく，根拠のある計画立案ができるよう助言していくよう努める．

　役割を変えて何回もグループワークにて演習を行うことで，周術期患者の専門的口腔衛生処置における計画立案に関する臨床実践力が高まる．歯科衛生士会の研修を通して実践力を高める演習を積極的に行っていただけることを願っている．

演習手順例　（4グループ・210分）

●資料を配付して説明する　　　　　　　　　　　　　　　　　　　20分

説　明

説明1　資料と演習方法の説明
・演習作業に必要な用語等の説明をする．
・受講者がワークで検討する内容を説明する．
　　資料1 基本情報：依頼内容・経緯・生活習慣・既往歴・服薬・治療計画
　　資料2 歯科病院の対応：口腔内所見・歯科診断・歯科医師から歯科衛生士への指示内容
　　資料3 血液検査結果
　　資料4 口腔内写真・パノラマ画像・歯周基本検査
　　資料5 歯科衛生士の医療面接
　　資料6 周術期等口腔機能管理計画書
・発表はどのようなことを含めてほしいかを提示する．
　　→発表項目：初回（治療前）の専門的口腔衛生処置計画（SOAP形式）
説明2　症例の説明→症例スライドを準備する
・短時間での情報収集となるため症例のイメージ作りとして症例の概要を説明する．

●個人ワークを行う　　　　　　　　　　　　　　　　　　　　　　30分

ワーク1

個人ワーク（資料：演習ワークシート）
・担当する症例について，配布資料から情報収集・解釈・分析を行う．
・各自でS，Oデータを整理して，患者のアセスメント（A）を行う．
・初回の計画（P）を検討する．

 次ページを参考にしてください

個人ワーク：情報収集・解釈・分析

担当する症例について，配布資料から情報収集・解釈・分析を行う．

各資料から課題となる情報を選び出し，その情報の何が必要であるかを考えて文書にする．全体を説明して時間を分けずに演習を進めることもできるが，「周術期等の口腔機能管理」を業務で経験していない受講者が多い場合はステップごとに説明と演習を進めていくほうが理解しやすくなる．

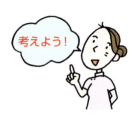

研修担当者の役割

ステップ1
演習ワークシート（例 p.129）を配布する．個人ワークの内容と手順を示し，時間（30分）以内に行うように説明する

ステップ2
資料1〜6（例 p.122〜128）の配布資料の中からカテゴリーごとに必要な情報を選び出すように説明する．
↓
受講者がワークシートに転記するのを確認する．

ステップ3
各自，情報を解釈・分析しワークシートに記入するよう伝える．理解を助けるために解釈・分析例をいくつか示す．

解釈：①意味・内容を理解し，説明すること．解き明かすこと．②判断し理解すること．
分析：内容・性質などを明らかにするため，細かな要素に分けていくこと（大辞林より）．

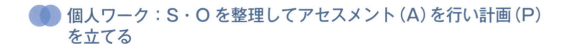

個人ワーク：S・Oを整理してアセスメント（A）を行い計画（P）を立てる

　データを内容ごとに分類・整理したうえで，S，O，A，Pの4つの項目に分けて考える分析手法であることを説明する．情報を分析して評価する過程から問題点を明確にし，プランを導き出す．この記録方法は誰が見ても分かりやすく，なぜそのプランを立てたかが納得できる．そして患者や他職種に説明をする時に活かされる．受講者にアセスメントをしっかり記入するように説明する．

S：(Subject) 主観的データ．患者の話や病歴など
O：(Object) 客観的データ．身体診察・検査から得られた情報
A：(Assessment) 上記，SとOの情報の評価
P：(Plan) S・O・Aをもとにした方針

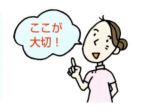

研修担当者の役割

ステップ4

資料1～6の配布資料の中からSとOを整理し，**資料7**の演習ワークシートに記入するよう説明する．
↓
A：SとOを基に患者のアセスメントを行う．
Aはアセスメントで評価のことです．統合と解釈もしくは考察を含む．問題リストと，その分析の内容，そして方針を記載するのが一般的である．
●SとOの情報から考えられること．　例：患者さんがいまどういう状態なのか，今後どういう問題が考えられるのか　●「〇〇だから〇〇」というように，SやOの根拠をもとにアセスメント結果を記す．「～だと考えられる」「～ようである」「～の可能性がある」という記述にする．●SとOがAにつながり，AがPにつながっていなければならない．SやOと関連していないAやPを書かないようにする．
↓
初回の計画を検討し，**資料7**へ記載してもらう

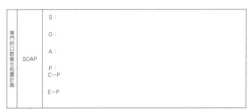

ステップ5

アセスメントで明らかになった問題の原因を除去，または改善するために計画を立てる．
計画を立てることで患者説明や業務の実施ができる．またその計画を実施した結果の評価（モニタリング）を行うことで，歯科衛生士の業務の効果をみることができる．経過に伴う変化を評価することで計画を調整し，より良い業務を行うことができる．
C-P：歯科衛生士が対象者に直接行う行為についての計画
E-P：歯科保健指導についての計画

●グループワークを行う　　　　　　　　　　　　　　　40分

ワーク2

個人ワークの情報共有
- 個人のワークシートをコピーして全員がそれぞれの記載内容を共有できるようにする．
- グループワークを始める前に，進行，記録，発表の役割を決めることを指示する．

グループワーク（資料7：演習ワークシート〈p.129参照〉：グループ用）
- 進行役：個人ワークをグループ内で集約させグループとしての意見をまとめる．その際，全員が発言する機会を得られるよう，メンバーそれぞれに記載内容を説明してもらう時間を設けるようにする．
- 記録役：発表形式に合わせて記録を進める．紙媒体での発表であればグループ用のワークシートに記載し，発表の準備を行う．
- 発表役：グループの統一した意見を発表する．時間内で発表項目に漏れのないよう発言する．
- ＊タスクフォースは，全員が積極的に参加するよう助言する．

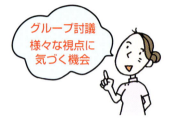
グループ討議　様々な視点に気づく機会

●発表・質疑応答を行う　　　　　　　　　発表3分・質疑4分/1グループ

発表

グループ討議の発表
- 各グループで検討した計画を発表する．
- 発表に対して他のグループからの質疑応答を行う．
- 質疑応答が受講者からない場合にはタスクフォースから積極的に質問する．
　（立案された計画の根拠を問うようにする）
- 記録役は，ここであがった質問等をメモしておくように注意する．

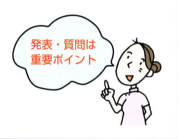
発表・質問は重要ポイント

●再検討をする　　　　　　　　　　　　　　　　　　30分

ワーク3

再討議
- 発表の際に質問された事項を中心に計画で不十分な点の再討議を行う．
- 追加・修正した部分のみを再発表できるように準備する．
- 発表時のものに追加・修正した点の表示色を変えるなど変更点がわかるようにする．

●再発表・質疑応答を行う　　　　　　　　発表3分・質疑3分/1グループ

発表

再発表
- 再討議で追加された内容のみ発表する．
- タスクフォースは，検討不足の点や方向性が間違っている点などがあれば補足する．

II 周術期口腔機能管理の演習と相互実習

●総括　　　　　　　　　　　　　　　　　　　　　　　　　　　　15分

まとめ

計画例の提示
・計画例**資料 8**（p.130 参照）を示し補足説明を行い，各グループの発表内容の講評を行う．

MEMO

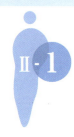

演習1　予習演習

演習1　資料1

【基本情報】

患者	68歳　男性　　　主病名：食道がん Stage Ⅲb（T3bN0M0）
依頼内容	歯科口腔外科　担当医　殿 いつも大変お世話になっております．患者は68歳の男性．3月20日に食道がんで手術を予定しています．術前の口腔管理の介入をお願いします． 　　　　　　　　　20XX年12月1日　消化器外科　〇〇〇〇
経緯	20XX年10月下旬　食事時に喉のつかえ感を自覚し，次第に食事が摂れなくなった． 20XX年11月29日　食物の通過障害が著明になったため，近医を受診した．近医にて食道がんの疑いがあると診断され精査加療目的で当院を紹介され来院した． 20XX年11月30日　精査ならびに栄養管理目的に入院した．GF（上部消化管内視鏡検査），CT造影検査を施行し，食道がん Stage Ⅲb（T3bN0M0）と診断．同年12月12日に外科療法を計画した．
既往歴	60歳：十二指腸潰瘍　（投薬） 60歳：胆石　（手術） アレルギー（―）
処方薬	オメプラール　プロトンポンプ阻害薬 ラコール（栄養用）
体重・身長	身長：167 cm　体重：58 kg　BMI：20.8 体型：普通体型　体重の変化：体重がここ1か月で約5 kg減少した．
家族構成	妻（キーパーソン），長男，長女，次女の5人家族 現在は妻と2人暮らし
生活習慣	特記事項なし
現在の状況	特記事項なし
治療計画	手術療法：胸腔鏡下食道切除，胃管再建，頸部リンパ節郭清

確認事項①　おさえておこう　食道がんの治療について

　食道は，頸部，胸部，腹部と解剖学的に広い範囲に存在する臓器である．その発生部位や進行度，患者の全身状態により治療方針が決定される．基本的な術式は，開腹開胸，食道亜全摘，リンパ節郭清，胃管再建，頸部食道胃管吻合である．再建臓器は胃が第一選択となる．臨床病気（stage分類）により治療方針が決定される．

　深達度が浅い表在がんでは，近年低侵襲の治療法として内視鏡的粘膜切除術（EMR）の適応となる．一方深達度が深くなると転移率が高くなるため，リンパ節郭清が推奨される．進行がんになるほど，手術単独ではなく術前化学放射線療法を組み合わせた治療法が選択される．

122

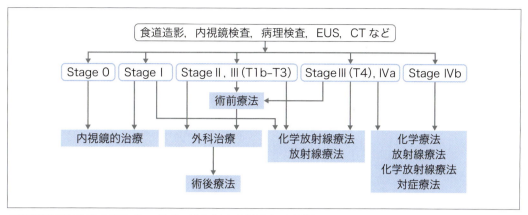

食道癌診断治療ガイドライン（アルゴリズム）2012年4月版

演習1　資料2

【歯科医院の対応】

看護記録	身長：167 cm　体重：58 kg　BMI：20.8　体型：普通体型 体重の変化：体重がここ1か月で約5 kg減少した. 食事の摂取方法：食事：現在は流動食にて経口摂取可能 1日の食事回数：3回　　食欲：無　偏食：無 仕事：なし（定年退職後） 妻（キーパーソン） 長男, 長女, 次女は, いずれも同居していない. 現在は妻と2人暮らし 喫煙：現在, 禁煙中　1日10本/40年間（最近まで） 飲酒：2か月前まで1日缶ビール1缶 排便習慣：回数1回/日　排尿習慣：10回/日
検査所見	血液検査結果 別紙参照 心電図, 肺機能：問題なし
歯科受診歴	かかりつけ歯科なし 歯科に受診したのは, 約20年前でそれ以来行っていない.
口腔内所見	歯肉の状態：全顎的に発赤を伴う浮腫性の炎症性歯肉を認める. 一部歯肉退縮を認め, 歯根の露出を認める. 歯牙の状態：プラークの付着あり. PCR＝77.5% 不適合な補綴物がある. 口腔粘膜：異常所見なし
診　断	全顎的に中等度の歯周病, 歯石沈着 4|, |34, ⌐56, ⌐478：う蝕症4度 ⌐3|根尖性歯周炎
治療方針	口腔清掃不良のため, 口腔清掃を行う必要がある. 抜歯部位：4|, |34, ⌐56, 8743|
歯科治療を開始	口腔内清掃状態は不良のため, まずは口腔内清掃から行う. 抜歯術該当部位に順次, 抜歯術を施行する.
歯科医師から歯科衛生士へ指示内容	患者は進行性食道がんに対して手術療法を予定しています. 現在, 経口で流動食を摂取しています. かかりつけ歯科医院はなく, 口腔清掃状態は不良です. 口腔清掃指導をお願いします. 口腔内は全体的に歯石が沈着しているので, スケーリングが必要と思われます. こちらでは, 今後, 4|, |34, ⌐56, 8743|を抜歯する予定です. 周術期の口腔衛生管理をお願いします.

確認事項②　おさえておこう　食道がんの外科治療と口腔内に予想される有害事象

　食道がんの手術後の合併症としては, 肺炎, 反回神経麻痺, 創部感染などがあげられる. 中でも肺炎は, 死亡率の高い合併であるため注意すべきである. 侵襲の大きな手術後は創管チューブが入ったままICUで管理されることが多い. このような場合は特に誤嚥性肺炎（人工呼吸器関連肺炎：Ventilator Associated Pneumonia, VAP）を発症しやすいため, 口腔衛生管理が必要となる. 手術後の患者は, 嚥下障害や清掃困難となり, 口腔内細菌が肺や食道の切除創へ流入する可能性があり, 誤嚥性肺炎や縫合不全などの合併症の防止に努めなければならない.

演習1　資料3

【血液検査結果】

検体検査	12月10日		正常値	
血算				
白血球数（WBC）	6800		4000〜9000	/μl
好中球（NEUT）	75.1	H	40〜70	%
リンパ球（LYMPH）	17.7	L	18〜49	%
単球（MONO）	6.6		2〜10	%
好酸球（EOSINO）	0.1	L	0〜8	%
好塩基球（BASO）	0.5		0〜2	%
赤血球数（RBC）	300	L	380〜500	万/μl
ヘモグロビン（Hb）	9.4	L	11.3〜15.2	g/μl
ヘマトクリット（Ht）	27.6	L	33.4〜44.9	%
MCV	92.3		80〜100	fl
MCH	31.3		26〜32	pg
MCHC	33.9		32〜35	%
血小板数（PLT）	27.2		13.0〜36.9	万/μl
TP	6.2	L	6.7〜8.3	g/dL
ALB	3.1	L	4.1〜5.1	g/dL
T-BIL	0.4		0.4〜1.5	mg/dL
D-BIL	0		0.0〜0.3	mg/dL
AST	14		10〜34	U/L
ALT	8		5〜46	U/L
LDH	130		124〜222	U/L
γ-GTP	74	H	9〜32	U/L
CK	17	L	41〜153	U/L
血清アミラーゼ	81		44〜132	U/L
UN	10.9		8〜20	mg/dL
クレアチニン	0.77	L	0.8〜1.5	mg/dL
Na	140		138〜145	mmol/L
K	4.4		3.6〜4.8	mmol/L
Cl	107		101〜108	mmol/L
Ca	9.6		8.8〜10.1	mg/dL
CRP	1.13	H	0.30以下	mg/dL
血糖	73		65〜105	mg/dL
HbA1c	5.3		5.8以下	%

演習1　資料4

【口腔内写真】

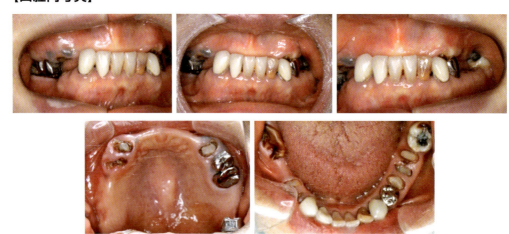

【パノラマエックス線写真】

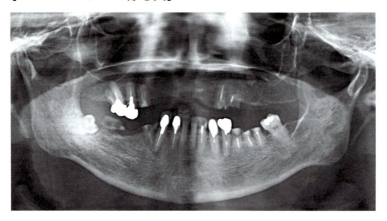

【歯周基本検査】

BOP			●	●	×								×	×		
動揺度			0	0	×								×	×		
歯周ポケット			3	3	×								×	×		
プラーク																
	8	7	6	5	4	3	2	1	1	2	3	4	5	6	7	8
	8	7	6	5	4	3	2	1	1	2	3	4	5	6	7	8
プラーク																
歯周ポケット	×	×			×	6	4	4	3	3	3	4	×	×	6	
動揺度	×	×			×	0	0	0	0	0	0	0	×	×	0	
BOP	×	×			×	●	●	●	●	●	●		×	×		

II 周術期口腔機能管理の演習と相互実習

演習1 資料5

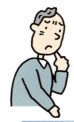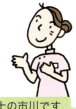

●●さん，本日担当します歯科衛生士の市川です．

●●です．お願いします．（目を合わさず足元をみている）

先日，歯科医師の診察の際になぜ歯科に紹介されたのか，少し戸惑われたご様子だったようですが，ご理解いただけましたか．

この前，歯医者の先生から肺炎にならないように口の中をきれいにする必要があると言われました．ただ，今回は食道がんで入院しているので，肺がんと間違っているのかと思いました．

現在のご病気と肺炎がなぜつながるのかわかりにくかったようですね．

歯医者って大嫌いなんですよ．もう20年くらい歯医者には行っていません．今日は歯をたくさん抜くって聞いていたので，朝からとても憂うつです．

歯医者のどんなところがお嫌いなんですか．

キーンという音も，においもとても苦手です．あと，口の中をバキュームで吸うときに奥の方に入れられると吐き気がしてとても苦しくていやです．

そういった経験があって嫌いになられたのですね．今日は，とても頑張ってお越しになられましたね．

外科の先生から歯医者に行ってから手術をした方が良いと言われました．良くわからなかったけど，がんは治したいので行くしかないのだと覚悟を決めて来ました．

治療のために勇気をふりしぼってお越しになったのですね．20年ぶりの歯医者ということは，お口のケアはご自身の歯磨きで行ってきたということでしょうか．

朝起きたときに歯磨きをしてます．夜は体がだるくてそのまま寝てしまうことが多いですけど1日1回は磨いています．

歯ブラシ以外は何か使ってますか．

歯磨き粉は使ってますけど，あとは何も使っていません．

分かりました．それでは一度お口の中を拝見させてください．

口腔内観察	・歯科医師の診断部位を観察． ・口腔清掃不良：全顎的に歯頸部プラークあり．PCR＝66.5% 　　下顎前歯部に縁下歯石あり 　　歯肉腫脹あり BOP 70%

演習1 予習演習

演習1　資料6

【周術期等口腔機能管理計画書】

基礎疾患の状態・生活習慣
□ 糖尿病　　☑ 高血圧　　□ 呼吸器疾患　　□ 循環器疾患
☑ その他

主病の手術等の予定
病名　（　　　　　　　　　　　　　　　　　　　　　　　　）
治療予定
☑ 手術　　　　　　手術予定日：3月9日：術式（胸腔鏡食道切除，胃管再建，頸部リンパ切郭清）
□ 化学療法　　　　投与開始日
□ 放射線療法　　　開始予定日
□ 緩和ケア

口腔内の状態等（現症及び手術等によって予測される変化）
口腔衛生状態　　　：□ 良好　　□ 普通　　☑ 不良
歯周病　　　　　　：□ なし　　☑ あり　　　むし歯　　　：□ なし　　☑ あり
入れ歯の不具合　　：□ なし　　☑ あり　　　粘膜の変化：☑ なし　　□ あり
治療に伴う口腔の変化：□ なし　　☑ あり
　　　　（　　　　　　　　　　　　　　　　　　　　　　　）

周術期の口腔機能管理において実施する内容・セルフケアに関する指導方針など
管理指導　：☑ 歯磨き指導　　　☑ うがい方法　　　☑ 舌・口腔粘膜の清掃方法
　　　　　　□ 保湿方法　　　　　□ 口腔機能訓練　　□ その他
処置　　　：☑ 歯周病　　　　　☑ むし歯　　　　　☑ 抜歯　　　　　□ 入れ歯
　　　　　　☑ その他
　　　　　　手術後の肺炎予防のため，口腔清掃を行う
　　　　　　毎食後に歯を磨く，頻繁に含嗽を行う
　　　　　　舌ブラシ・歯間ブラシを使用する

その他

　この治療の管理の予定は，治療開始時の方針であり，実際の治療内容や進み方により変更することがあります．また，ご希望，ご質問がありましたらいつでもお申し出ください

　　　　　　　　　　　　　　　　　　　　　　　　　　年　　　月　　　日
　　　　　　　　　　　　　　　　　　　　　　　　　　○○市○○ 1 － 2 － 3
　　　　　　　　　　　　　　　　　　　　　　　○○病院　　　担当医

同意書

○○病院　病院長　殿

　私は上記の説明を受け，十分に理解・納得しましたので同意書に署名捺印しました
　　　　年　　　月　　　日
同意者　　本人　氏名　　　　　　　　　　　　　印

演習1　資料7

演習ワークシート　周術期口腔機能管理　専門的口腔衛生処置計画

氏名 _____

		情報
アセスメント	一般的背景	
	入院時診断	
	現病歴・治療方針	
	既往歴・内服薬	
	血液データ・その他	◎各自で確認の上，必要なデータを記載ください．
専門的口腔衛生処置計画	SOAP	S： O： A： P： C−P E−P

介入回数	タイミング
①	手術前　抜歯当日

演習 1　資料 8

食道がん

周術期口腔機能管理　専門的口腔衛生処置計画例

<table>
<tr><th colspan="2"></th><th>情報収集</th><th>情報解釈・分析</th></tr>
<tr>
<td rowspan="6">アセスメント</td>
<td>一般的背景</td>
<td>68歳　男性　167 cm　58 kg（1か月で5 kg減）（BMI 20.8）
定年後は無職
妻，長男，長女，次女で現在は妻と2人暮らし
キーパーソンは妻
喫煙：1日10本/40年，現在は禁煙中
飲酒：2か月前まで1日缶ビール1缶
現在は流動食を経口摂取可能だが食欲なし</td>
<td>食道がんによる体重減少前はやや肥満傾向にあり，不健康な生活習慣であったと考えられる

子どもは全員成人（30歳代）で自立しており養育費の心配はない
ヘビースモーカーは歯肉出血しにくくBOPが低く出る場合がある
食道がんのリスク要因といわれる
形のない食事へのストレスが生じている可能性がある</td>
</tr>
<tr>
<td>入院時診断</td>
<td>食道がん Stage Ⅲb（T3bN0M0）</td>
<td>疾患に対する不安や恐れをもっている可能性がある</td>
</tr>
<tr>
<td>現病歴・治療方針</td>
<td>2018年1月末より食事時に喉のつかえ感を自覚し，近医にて食道がんの疑いがあると診断され精査加療目的で当院を紹介され来院した．
GF（上部消化管内視鏡検査），CT造影検査を施行し，食道がん Stage Ⅲ（T3bN0M0）と診断，2018年3月20日に外科療法を計画した．

手術：胸腔鏡下食道切除，胃管再建，頸部リンパ節郭清</td>
<td>食物の通過障害は腫瘍の影響があり直接的介入はできないが食事方法を工夫することで改善する可能性がある

反回神経麻痺が生じた場合，嗄声，誤嚥性肺炎のリスクが高まる
咳嗽反射の低下により痰の喀出が困難になる可能性がある
禁飲食指示が1週間程度予想されるため口腔機能低下のリスクがある</td>
</tr>
<tr>
<td>既往歴・処方薬</td>
<td>60歳　十二指腸潰瘍（オメプラール）

60歳　胆石（手術）</td>
<td>アルコールや煙草を過度に摂取する人に多い疾患であり，長い喫煙歴が影響した可能性がある</td>
</tr>
<tr>
<td>血液データ・その他</td>
<td>白血球数　　　　6800/μl
好中球　　　　　75.1%（H）
リンパ球　　　　17.7%（L）
赤血球数　　　　300万/μl（L）
ヘモグロビン　　9.4g/μl（L）
ヘマトクリット　27.6%（L）
血小板数　　　　27.2万//μl
ALB　　　　　　3.1g/dL（L）
総タンパク　　　6.2g/dL（L）
CRP　　　　　　1.13 mg/dL
γ-GTP　　　　74U/L（H）</td>
<td>好中球とリンパ球がわずかに正常値を外れているが重篤な易感染状態にないと考えられる

貧血傾向にあるため立ち上がる際などにふらつきによる転倒リスクがある

腫瘍による食道通過困難と食思低下による栄養不良の可能性がある
悪性腫瘍による上昇が疑われる
血小板減少は現在みられない
アルコール性肝障害あるいはストレスによる影響が考えられる</td>
</tr>
</table>

手術前①（EXT の同日）

専門的口腔衛生処置計画	SOAP	S：食道がんなのに肺炎にならないよう歯医者に来るなんて肺がんと間違っているのかと思いました． 歯医者が大嫌いで 20 年来歯科受診はしてないです 歯をたくさん抜くと聞いて憂うつでしたが，がんは治したいので覚悟を決めて来ました O：4⌋，⌊34，⌊56，874⌋は C4，3⌋根尖性歯周炎→本日抜歯予定 抜歯部位以外は動揺歯なし 全顎的に歯肉腫脹，PCR＝66.5％，下顎前歯部に縁下歯石あり→歯磨きは起床時の 1 日 1 回歯ブラシのみで実施 A：周術期口腔機能管理の必要性に理解不足がある 定期的な歯科受診がなく知識，手技の不足が口腔衛生状態に関連している可能性がある 口腔清掃不良状態にあるため術後合併症のリスクが高い P： C-P 　①菌血症予防のため処置前にネオステグリーンでの含嗽による消毒を行う 　②抜歯後に抗生剤投与予定のため，縁下歯石も含めた全顎的スケーリング，抜歯部位以外は PMTC 　③ 4 mm 以上のポケット内の洗浄 E-P 周術期口腔機能管理の目的を説明する 　① VAP や反回神経麻痺による誤嚥性肺炎の予防のために術前から専門的口腔衛生処置を受ける必要があること 　②食道と口はつながっているため，口腔内細菌が食道の手術部位に感染しないよう口腔清掃をする必要があること 口腔衛生指導 　①歯頸部に歯ブラシを細かく当てて磨くこと 　②手術まで口腔清掃を継続して口腔内細菌を可能な限り少ない状態を維持するために，可能な限り食後毎回ブラッシングを行うこと 　次回は抜糸時に再度専門的口腔衛生処置を行う．術後の説明をすること

II-2 演習2　実践演習

周術期患者に対する専門的口腔衛生処置計画を立案する

演習手順例　（4グループ・210分）

●資料を配布して説明する　　　　　20分

説明

説明1　資料と演習方法の説明
- 演習作業に必要な用語等の説明をする．
- 受講者がワークで検討する内容を説明する．（資料1・2・3・4・5・6）
- 発表はどのようなことを含めてほしいかを提示する．
　→発表項目：初回（治療前）の口腔健康管理計画（SOAP形式）
　　　　　　　介入回数とそのタイミング

説明2　症例の説明→症例スライドを準備する
- 短時間での情報収集となるため症例のイメージ作りとして症例の概要を説明する．

●個人ワークを行う　　　　　30分

ワーク1

個人ワーク（資料：演習ワークシート）
- 担当する症例について，配布資料から情報を読み取る．
- 各自でS, Oデータを整理して，患者のアセスメントを行う．
- 初回の計画およびその後の介入時期，回数までを検討する．
- ワークシートへ記載してもらう．

SOAPについて説明する
データを内容ごとに分類・整理した上で，S，O，A，Pの4つの項目に分けて考える分析手法であることを説明する．情報を分析して評価する過程から問題点を明確にし，プランを導き出す．この記録方法は誰が見てもわかりやすく，なぜそのプランを立てたかが納得できる．そして患者や他職種に説明をする時に活かされる．受講者にアセスメントをしっかり記入するように説明する

S：(Subject) 主観的データ．患者の話や病歴など
O：(Object) 客観的データ．身体診察・検査から得られた情報
A：(Assessment) 上記，SとOの情報の評価
P：(Plan) 上3者をもとにした治療方針

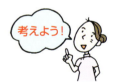

●グループワークを行う　　　　　40分

ワーク2

個人ワークの情報共有
- 個人のワークシートをコピーして全員がそれぞれの記載内容を共有できるようにする
- グループワークを始める前に，進行，記録，発表の役割を決めることを指示する
グループワーク（資料：演習ワークシート：グループ用）
進行役：個人ワークをグループ内で集約させグループとしての意見をまとめる．その際，全員が発言する機会を得られるよう，メンバーそれぞれに記載内容を説明してもらう時間を設けるようにする．
記録役：発表形式に合わせて記録を進める．紙媒体での発表であればグループ用のワークシートに記載し，スライドによる発表ではPowerPointに入力して発表の準備を行う．
発表役：グループの統一した意見を発表する．時間内で発表項目に漏れのないよう発言する．
＊タスクフォースは，全員が積極的に参加するよう助言する．

II 周術期口腔機能管理の演習と相互実習

●発表・質疑応答を行う　　　　　　　　発表3分・質疑4分/1グループ

発表

グループ討議の発表
・各グループで検討したプランを発表する.
・発表に対して他のグループからの質疑応答を行う.
・質疑応答が受講者からない場合にはタスクフォースから積極的に質問する.
　（立案されたプランの根拠を問うようにする）
・記録役は，ここであがった質問等をメモしておくように注意する.

●再検討をする　　　　　　　　　　　　　　　　　　　30分

ワーク3

再討議
・発表の際に質問された事項を中心にプランで不十分な点を再討議する.
・追加・修正した部分のみを再発表できるように準備する.
・発表時のものに追加・修正した点の表示色を変えるなど変更点がわかるようにする.

●再発表・質疑応答を行う　　　　　　　発表3分・質疑3分/1グループ

発表

再発表
・再討議で追加された内容のみ発表する.
・タスクフォースは，検討不足の点や方向性が間違っている点などがあれば補足する.

●総括　　　　　　　　　　　　　　　　　　　　　　15分

まとめ

計画例のスライドの提示
・計画例を示し補足説明を行い，各グループの発表内容の講評をする.
・この演習についての質問を受けるようにする.

演習2　実践演習

演習 2　資料 1

【基本情報】

患　者	○○○　○○　　　58 歳　女性　　　主病名：乳がんの骨転移	
依頼内容	歯科口腔外科　担当医 殿 いつも大変お世話になっております．患者は 58 歳の女性．乳がんの骨転移で，1月5日より化学療法を予定しています．口腔管理の介入をお願いします． 　　　　　　　　　　　　　　　　　　　　　　　　　　乳腺外科　○○○○	
経　　緯	2011 年 10 月ごろ	左乳房のしこりを自覚，近医を受診し，乳がんの疑いが強いため XX 大学附属病院　乳腺外科を紹介され来院した．
	2011 年 12 月	左乳房の乳がんと診断（(T2N0M0　Stage ⅡA)
	2012 年 1 月	全乳房切除術および腋窩リンパ郭清術を施行
		その後 5 年間ホルモン療法を施行し経過観察していた．
	2017 年 10 月	背部痛が発現し，徐々に増強したため 11 月に近医を受診．XP，CT，MRI にて乳がんの骨転移が疑われ同年 12 月に当院乳腺外科へ紹介来院した．
既往歴	脂質異常症　50 歳時より加療中である． うつ病　がんと診断後に，不安と適応障害が発症した． 不眠症　がんの骨転移と診断されてから不眠症状を訴えた．	
処方薬	エパデール　：EPA（イコサペント酸製剤）　中性脂肪低下，血栓予防効果あり．抜歯後出血の原因となることがある． パロキセチン：抗うつ病薬　　　　　　アモキサン　：　抗うつ病薬 トリアゾラム：不眠症の治療薬　　　　オキシコドン：　オピオイド系の鎮痛剤 フェンタニル：オピオイド系の鎮痛剤	
体重・身長	身長：156 cm　体重：61 kg　BMI：25.1　体重の変化：なし 体型：やや肥満	
家族背景	夫，長女，長男の 4 人家族でキーパーソンは夫	
生活習慣	特記事項なし	
現在の状況	骨シンチグラフィおよび PET–CT 検査の結果第 8，9 胸椎に異常集積を認めた．	
治療計画	がん化学療法：エベロリムス 10 mg/body/day，エキセメスタン 25 mg/body/day 疼痛緩和としてオキシコドン 10 mg/day を定時内服させ臨時処方としてフェンタニル口腔錠（イーフェン® 50〜100μg）を使用．	

Ⅱ 周術期口腔機能管理の演習と相互実習

演習2 資料2

【歯科医院の対応】

看護記録	身長：156 cm　体重：61 kg　BMI：25.1　体重の変化：なし　体型：やや肥満 食事の摂取方法：経口摂取　1日の食事回数：3回　食欲：有　偏食：無 仕事：専業主婦 家族：夫（キーパーソン）不定期勤務の有職者．夜も遅いことが多く，家にいる時間が少ないという． 長女　結婚して遠方に居る． 長男　大学生．一人暮らししており，年に数回会う程度． 喫煙：なし　飲酒：機会飲酒　排便習慣：回数1回/日　排尿習慣：回数15回/日 アレルギー：薬剤なし　食物なし
検査所見	心電図，肺機能：問題なし　　血液検査結果
歯科受診歴	かかりつけ歯科なし ご本人：2年前に最終受診し，治療は完了したとのこと．
口腔内所見	歯肉の状態：全顎的に発赤を伴う浮腫性の炎症性歯肉を認める（BOP 60%）． ｢45 部人工歯根型インプラント周囲歯肉は一部退縮を認め，6 mmの歯周ポケットを認める．口腔清掃状態：不良 PCR＝56.7% 特に ｜4 ｜7 は咬合面に及ぶプラークあり，全顎的に歯石沈着あり 歯牙の状態：歯列不正（頬側，舌側に傾斜）あり． Over Bite：＋9 mm Over jet：＋7 mm 不適合な補綴物がある． 口腔粘膜：異常所見なし
診　断	7｜重度歯周炎，5｜根尖性歯周炎
治療方針	口腔清掃不良，特に ｜45 インプラントは重点的に口腔清掃を行う必要がある． 5｜は歯肉腫脹と疼痛を繰り返していた．歯周ポケットからの排膿もあり，5 mmの歯周ポケットがあり抜歯の適応である． 7｜は，動揺度が1度，5 mmの歯周ポケットがあり抜歯の適応である．
歯科治療を開始	口腔清掃状態は不良のため，まずは口腔内清掃から行う． 5｜，7｜の抜歯術を施行する．
歯科医師から歯科衛生士へ指示内容	患者は，乳がんの骨転移に対して，エベロリムスの投与予定．口腔内は全体的に歯石が沈着しているため，専門的口腔衛生処置をお願いします． 次回，5｜，7｜を抜歯する予定ですので，同日の抜歯前に介入をお願いします．

確認事項①　おさえておこう　乳がん骨転移の治療と口腔内で予想される有害事象
　初回治療後の転移性乳がんの治療目標は，症状の緩和・QOLの維持向上・生命予後の延長である．このため，治療法としては，薬物治療を行うのが原則であり，制がん治療と緩和治療の両面からアプローチする．エベロリムスやエキセメスタン（アロマターゼ阻害薬）は，転移性乳がん，再発乳がんの適応があり，併用療法が行われる．エベロリムスの代表的な有害事象は，口腔粘膜炎（口内炎），発疹，味覚障害である．
　また緩和療法として，患者の身体的苦痛に対する疼痛コントロールが重要となる．鎮痛薬の選択に関しては，WHOの疼痛ラダーに従った投与基準があり，通常の鎮痛薬（非ステロイド系消炎鎮痛薬）に奏功しない場合，オピオイド薬（モルヒネ，オキシコドン，フェンタニル）が処方される．がん性疼痛に対する投薬の原則は定時投与であり，時折発現する突発痛に対しては，頓用で臨時処方（レスキューとよぶ）を行うのが一般的である．
　また，骨痛が増大した場合，除痛や骨転移による骨折予防，高カルシウム血症予防のためにビスフォスフォネート製剤やデノスマブの投与が行われることもある．これらの薬剤の有害事象の1つに顎骨壊死があげられるので，口腔管理上注意が必要となる．

演習2　資料3

【血液検査結果】

検体検査	12月10日		正常値	
血算				
白血球数（WBC）	5500		4000〜9000	/μl
好中球（NEUT）	71.9	H	40〜70	%
リンパ球（LYMPH）	21.7		18〜49	%
単球（MONO）	4.1		2〜10	%
好酸球（EOSINO）	1.9		0〜8	%
好塩基球（BASO）	0.4		0〜2	%
赤血球数（RBC）	325	L	380〜500	万/μl
ヘモグロビン（Hb）	10	L	11.3〜15.2	g/μl
ヘマトクリット（Ht）	29.9	L	33.4〜44.9	%
MCV	92.1		80〜100	fl
MCH	30.7		26〜32	pg
MCHC	33.3		32〜35	%
血小板数（PLT）	28.6		13.0〜36.9	万/μl
TP	6.7		6.7〜8.3	g/dL
ALB	3.2	L	4.1〜5.1	g/dL
T−BIL	0.4		0.4〜1.5	mg/dL
D-BIL	0		0.0〜0.3	mg/dL
AST	16		10〜34	U/L
ALT	10		5〜46	U/L
LDH	160		124〜222	U/L
γ-GTP	105	H	9〜32	U/L
CK	22	L	41〜153	U/L
血清アミラーゼ	81		44〜132	U/L
UN	10.2		8〜20	mg/dL
クレアチニン	0.78	L	0.8〜1.5	mg/dL
Na	142		138〜145	mmol/L
K	4.4		3.6〜4.8	mmol/L
Cl	109	H	101〜108	mmol/L
Ca	9.7		8.8〜10.1	mg/dL
CRP	1.24	H	0.30 以下	mg/dL
血糖	77		65〜105	mg/dL
HbA1c	5.5		4.6〜6.2	%

演習2　資料4

【口腔内写真】

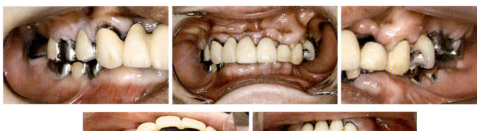

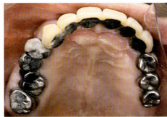 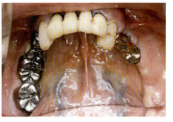

【パノラマエックス線写真】

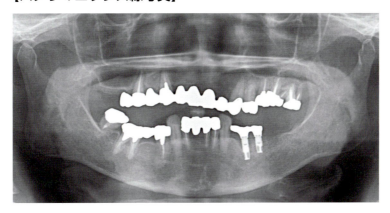

【歯周基本検査】

BOP			●		●					●	●	●	●	
動揺度			1		1					1	2	1	1	1
歯周ポケット			7		4					3	3	3	4	4
プラーク	✕	✕			◆				◆	◆◆	◆◆	◆◆	◆	
	8	7	6	5	4	3	2	1	1	2	3	4	5	6	7	8
	8	7	6	5	4	3	2	1	1	2	3	4	5	6	7	8
プラーク	✕	◆◆	✕		◆◆	◆◆	✕		◆◆	◆◆	✕	✕	✕	✕	✕	✕
歯周ポケット		7	4		3	3	3		3	4	3					
動揺度		2	0		0	0	0		0	0	0					
BOP		●	●		●											

演習2　資料5

 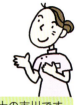

●●さん，本日担当します歯科衛生士の市川です．

●●です．お願いします．（ハンカチを握りしめている）．

先日，歯科医師の診察の際に，なぜ歯科に紹介されたのか，少し戸惑われたご様子だったようですが，ご理解いただけましたか．

この前，歯医者の先生から，がんの治療がしっかり受けられるよう口の中をきれいにする必要があると言われました．以前，別の病院で乳がんの手術したときには歯科に紹介されなかったので，今回は転移しているし悪い状態なのかなと，もしかして口の中にも転移しているのか不安になりました．

そうなんですね．歯科へ紹介されて不安になってしまったんですね．

手術をしてからホルモン治療で5年間問題なくきたのに，転移が分かってとてもショックでした．でも，孫の顔を見たいし，まだ治療法があるなら頑張ろうと思ってます．主治医の先生から，歯医者に行ってから抗がん剤を始めたほうが良いと言われました．

治療のために頑張って歯科にお越しになったのですね．しばらく歯医者には行っていないようですが，インプラントのメインテナンスはどうされていますか．

インプラントを入れてしばらくは通院していたのですが，状態が安定しましたねと言われて，それから特に何もないので行ってないです．それが2年くらい前で，治療は終わりました．今は，自分で歯磨きをしていますが，時々歯ぐきから血が出ます．

歯ブラシ以外は何か使ってますか．

以前は歯間ブラシを使っていたのですが，やりにくいので今は使っていないです．歯磨き粉は使っています．

わかりました．それでは一度お口の中を拝見させてください．

口腔内観察　・歯科医師の診断部位を観察．
　　　　　　・口腔清掃不良：全顎的に歯頸部プラークあり．PCR＝51.7％
　　　　　　　　　　　　　　全顎的に歯肉発赤，腫脹あり．BOP＝60％
　　　　　　　　　　　　　　インプラント周囲プラーク100％．歯肉腫脹あり．

138

II 周術期口腔機能管理の演習と相互実習

演習 2　資料 6

【周術期等口腔機能管理計画書】

基礎疾患の状態・生活習慣
□ 糖尿病　　☑ 高血圧　　□ 呼吸器疾患　　□ 循環器疾患
☑ その他 ┌　　　　　　　　　　　　　　　　　　　　┐

└　　　　　　　　　　　　　　　　　　　　┘

主病の手術等の予定
病名　　（　　　　　　　　　　　　　　　　　　　　　　　　　）
治療予定
□ 手術　　　　　　手術予定日：　　　　：術式（　　　　　　　　　）
☑ 化学療法　　　投与開始日：2018 年 1 月 5 日
□ 放射線療法　　開始予定日
□ 緩和ケア

口腔内の状態等（現症及び手術等によって予測される変化）
口腔衛生状態　　　　　：□ 良好　　　□ 普通　　　☑ 不良
歯周病　　　　　　　　：□ なし　　☑ あり　　　むし歯　：□ なし　　☑ あり
入れ歯の不具合　　　：□ なし　　☑ あり　　　粘膜の変化：□ なし　　☑ あり
治療に伴う口腔の変化：□ なし　　☑ あり
（口腔粘膜炎が発症するリスクがある　　　　　　　　　　　　　　　　）

周術期の口腔機能管理において実施する内容・セルフケアに関する指導方針など
管理指導　：☑ 歯磨き指導　　　☑ うがい方法　　　☑ 舌・口腔粘膜の清掃方法
　　　　　　□ 保湿方法　　　　□ 口腔機能訓練　　□ その他
処置　　　：☑ 歯周病　　　　　☑ むし歯　　　　　☑ 抜歯　　　　　□ 入れ歯
　　　　　　☑ その他 ┌ 口腔粘膜炎発症予防のため口腔清掃を行う
　　　　　　　　　　　　毎食後には歯をみがく，頻繁に含嗽を行う
　　　　　　　　　　　　舌ブラシ・歯間ブラシを使用する

その他

　この治療の管理の予定は，治療開始時の方針であり，実際の治療内容や進み方により変更することがあります．また，ご希望，ご質問がありましたらいつでもお申し出ください

　　　　　　　　　　　　　　　　　　　　　　　　年　　　月　　　日
　　　　　　　　　　　　　　　　　　　　　　　　○○市○○ 1 － 2 － 3
　　　　　　　　　　　　　　　　　　○○病院　　担当医 _____

同意書

○○病院　病院長　殿

　私は上記の説明を受け，十分に理解・納得しましたので同意書に署名捺印しました
　　　　　年　　　月　　　日
同意者　　本人　氏名 _____　　印

演習2　資料7

演習ワークシート　周術期口腔機能管理　専門的口腔衛生処置計画

氏名 _____

		情報
アセスメント	一般的背景	
	入院時診断	
	現病歴・治療方針	
	既往歴・内服薬	
	血液データ・その他	◎各自で確認の上，必要なデータを記載ください．
専門的口腔衛生処置計画	SOAP	S： O： A： P： C－P E－P

介入回数	タイミング
①	化学療法前　　　抜歯当日

MEMO

演習2 資料8

周術期口腔機能管理　専門的口腔衛生処置計画例

乳がん

		情報収集	情報解釈・分析
アセスメント	一般的背景	58歳　女性　156 cm 61 kg（BMI 25.1） 専業主婦　喫煙：なし　飲酒：機会飲酒 夫，長女（結婚して遠方），長男（大学生・一人暮らし）の4人家族 キーパーソンは夫（不定期勤務で家にいる時間は少ない）	肥満は生活習慣病と関連性が高く，脂質異常がみられることから不健康な生活習慣が背景にあると考えられる 長男の学費等に加え医療費が家計負担になる不安を抱えている可能性がある 夫は慣れない家事の他，妻のお見舞い等でストレスを抱えている可能性がある
	入院時診断	乳がん骨転移	転移した骨からカルシウムが溶け出す結果，高カルシウム血症となり，のどが渇く，胃のあたりがむかむかする，尿量が多いなどの症状が現れることがある．
	現病歴・治療方針	2013年1月全乳房切除術＋腋窩郭清術を施行し，その後5年間タモキシフェンによるホルモン療法で経過観察してきたが，背部痛が出現し徐々に増強しXP，CT，MRIにて転移性骨腫瘍が疑われた．他疾患はないため乳がんの骨転移が疑われ当院乳腺外科へ治療目的で紹介来院した がん化学療法　エベロリムス10 mg/body/day，エキセメスタン25 mg/body/day 疼痛緩和としてオキシコドン10 mg/dayを定期内服させレスキューとしてフェンタニル口腔錠（イーフェン50〜100 mg）を使用する	術後5年が経過して再発なくきたにも関わらず骨転移の診断となったため精神的ショックを受けた可能性がある エベロリムス（アフィニトール®）は分子標的薬で1日1回経口服用する錠剤．ホルモン療法薬であるエキセメスタン（アロマシン®）を併用することでがんの増殖を抑制する．有害事象として口腔粘膜炎が高い確率（64.5%）で出現し，特に治療開始から最初の1か月は頻発（51.7%）する可能性がある オキシコドンの副作用による眠気やめまいが起こる可能性がある
	既往歴・内服薬	2013年　左側乳がん 　　　　　（T2N0M0 StageⅡ） 　　　　　Br＋Ax療法 2013年〜2018年　TAM療法 脂質異常症　エパデール　50歳で高コレステロール血症の指摘を受けた うつ病（がんと診断後，不安と適応障害が発現し，パロキセチン，アモキサン内服） 不眠症（がんの骨転移の診断後，不眠症状が発現し不眠時はトリアゾラムを内服）	腋窩郭清の術後合併症として腕の浮腫および肩や腕の運動障害が生じている可能性がある ホットフラッシュ等の更年期障害に類似した副作用が生じた可能性がある EPA（イコサペント酸製剤）中性脂肪低下，血栓予防効果あり．抜歯後出血の原因となることがある． がん診断後発症しており不安が助長されやすい精神状態が考えられる． 副作用による眠気やめまい，口渇が出現する可能性がある．
	血液データ	白血球数　　　　　5500/μl 好中球　　　　　　71.9%（H） 赤血球数　　　　　325万/μl（L） ヘモグロビン　　　10 g/μl（L） ヘマトクリット　　29.9%（L） ALB　　　　　　　3.2 g/dl（L）	好中球がわずかに高いが重篤な易感染状態ではないと考えられる 貧血傾向にあるため立ち上がる際などにふらつきによる転倒リスクがある うつ病による食思低下による栄養不良の可能性がある．

142

Ⅱ 周術期口腔機能管理の演習と相互実習

アセスメント	血液データ	血小板　　28.6万/μl γ-GTP　　105 U/L（H） CRP　　　1.24 mg/dL Ca　　　　9.7 mg/dL	血小板減少は現在みられない 薬剤性の疑いもあるがストレスで上昇している可能性もある 悪性腫瘍による上昇が疑われる 骨転移による高カルシウム血症は現在みられない

		化学療法およびホルモン療法開始前①（EXT の同日）
専門的口腔衛生処置計画	SOAP	S：手術のときは歯科に紹介されなかったので今回は悪い状態なのか，もしかして口の中にも転移しているのではと不安になった インプラントの状態が安定しているといわれて 2 年前に最終受診して歯科治療は完了しています O：全顎的に歯肉発赤，腫脹あり　BOP 60% 　5ǀ5，ǀ7：PD 5〜7 mm　動揺度 2 →本日抜歯予定 　一部歯肉退縮を認め，歯根の露出あり 　不適合補綴物多数あり 　歯列不正（頬側，舌側に傾斜）あり 　ǀ45 部インプラント周囲プラーク顕著 　口腔清掃不良　PCR＝51.7%，特に ǀ4，ǀ7 は咬合面にプラークあり 　全顎的に歯石沈着あり 　歯科への紹介に対する不安言動あり A：エベロリムス（アフィニトール®）は口腔粘膜炎を高い確率で発症するため口腔清掃不良の状態はリスクを高める可能性がある 　歯科への紹介に対する不安が強く周術期口腔機能管理の理解不足がある 　インプラント治療がされているが通院しておらずメインテナンスの重要性の理解不足がある 　インプラント部は天然歯よりも歯周組織の防御機構が脆弱で感染リスクが高い傾向にあるため，清掃不良の状態は化学療法の骨髄抑制時に急性炎症を引き起こす可能性がある 　不安言動がみられ，うつ病の既往もあることから不安が助長されやすい精神状態が考えられる P：処置および説明時には，患者の訴えを傾聴して不安を助長させないように留意する C-P 　①菌血症予防のため処置前にネオステグリーンでの含嗽による消毒を行う 　②抜歯後に抗生剤投与予定のため，縁下歯石も含めた全顎的スケーリング，抜歯部位以外は PMTC 　③インプラント部位はプラスチックスケーラーにてデブライドメント，研磨剤は使用せず PMTC 　④ 4 mm 以上のポケット内の洗浄 E-P 　①抗がん剤治療を完遂するために口腔機能管理が重要であることを説明する． 　②インプラント部も含め歯頸部に歯ブラシを細かく当てて磨くこと 　次回は抜糸時に再度専門的口腔衛生処置を行い，抗がん剤開始後の口腔粘膜炎の観察や対応について説明をする

II-3 相互実習

実習1 シミュレーション用マネキン（マナボット®）にて経口挿管患者の口腔衛生管理

【SBOs】
口腔有害事象に配慮した専門的口腔衛生処置を実践する
口腔有害事象発生時の口腔衛生指導を実践する

【経口挿管中患者の口腔衛生管理】
※実際に患者に施行する場合には，ケアは看護師と協力して2人以上で行うこと．

体位	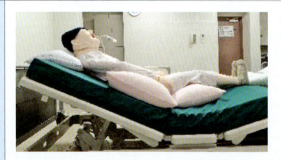	①体位を整える，必要器材の準備 誤嚥防止のためベッドを30度くらいに起こす．バイタルを確認し，血圧が低いなどの場合は，無理をしてギャッジアップしなくてもよい．使用する器材をチェック
カフ圧	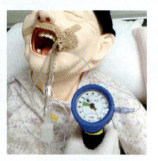	②カフ圧を上げる 通常カフ圧 20～30 mmHg 口腔清掃時カフ圧＋10～20 mmHg ↓ 40～50 mmHg へ上げる ※看護師に行ってもらう
顔面清拭	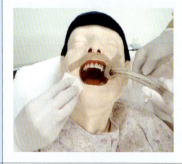	③顔面の清拭 ガーゼや濡れタオルで顔面の清拭 ★ポイント ・ケア時に，口腔内に細菌を持ち込まないため ・脱感作，唾液腺マッサージのために行う
鼻腔清掃	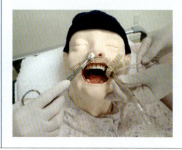	④鼻腔の清拭→綿球で鼻腔を清拭 ★ポイント ・鼻腔と口腔はつながっているため，口腔内に菌を持ち込ませない ・鼻が詰まっていると口呼吸になり，口腔乾燥につながるため，鼻呼吸を促す

口腔内の清拭

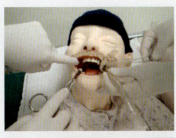
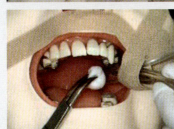

⑤口腔内の清拭：綿球で口腔内を清拭
★ポイント
- 誤嚥防止のため綿球はよく絞ってから使用する
- 綿球は奥から手前に動かす
- 視野を確保するため，左手で頬粘膜を排除しながら清拭を行う
- 痂皮の付着しやすい頬粘膜，舌，口蓋，咽頭まで忘れずによく観察して清拭
- 挿管チューブ周囲も汚染されるためチューブ周囲の清拭も行う

歯面清掃

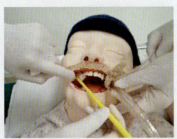
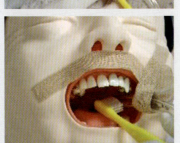

⑥-1 歯面清掃：歯ブラシにてブラッシングを行う
★ポイント
- 片方の指で頬粘膜を排除しながら，視野を確保して行う
- 誤嚥を防ぐため，水分は落としてから口腔内へ
- スポンジブラシや綿球ではバイオフィルムは除去できない
- 歯にまっすぐ当てて小刻みに動かす
  （歯間部に汚れが付着している場合は，歯間ブラシにて清掃）

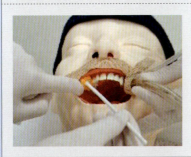

⑥-2 スポンジブラシにて清掃：スポンジブラシで舌，粘膜の清掃
★ポイント
- 水分はよくしぼる
- スポンジブラシだけではプラークは落とせない

清拭

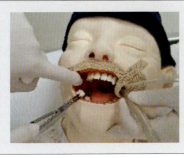
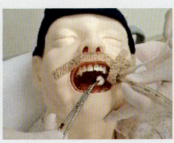

⑦口腔内の清拭：綿球にて清拭
★ポイント
- 汚れが残存していないか，よく観察しながら清拭を行う
- 挿管チューブの周囲の清拭も行う

固定を外す	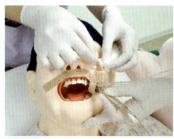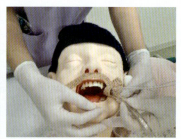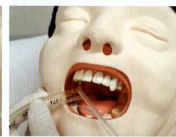	⑧固定しているテープを外す 術者がテープを外す．介助者は必ずチューブを把持しておく． ★ポイント ・チューブの長さは何 cm か確認しておく ・バイタルサインは問題ないか確認する ・介助者はチューブの誤抜管を防ぐために固定を置きながらチューブを把持する ※看護師に行ってもらう

⑨反対側の清掃を行う
　⑤〜⑦を同様に行う

チューブを固定する	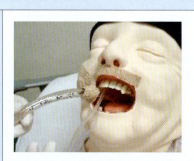	⑩チューブを固定する 術者がテープ固定を行い，介助者はチューブを把持しておく ★ポイント ・チューブの長さが口角にあうように固定する ・上顎に固定する ・チューブ，口角付近はテープにテンションがかかってしまうと潰瘍などトラブルの原因となるため，余裕をもたせて固定する ※看護師に行ってもらう

⑪吸引，カフ圧を元に戻す→※看護師に行ってもらう
⑫保湿剤塗布
⑬体位をもとに戻す，使用した器材の片づけ

実習2 口腔粘膜炎発生時の口腔衛生管理の実習

①局所麻酔薬入り含嗽薬・キシロカインビスカス体験
　口腔内にまんべんなく広がるように含嗽，そのまま口腔内にとどめておく（1〜2分）
　吐き出し後，口腔内の感覚を確認．キシロカインビスカスも同様に含嗽

②口腔内観察
　口腔内全体を観る
　頰粘膜，歯牙，歯肉，舌，舌縁（左右），舌下，口蓋，咽頭まで順番を決めてチェックする

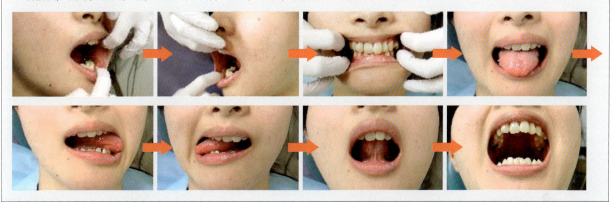

③粘膜炎発生のケア

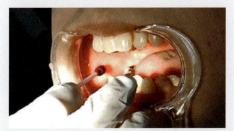

＊1 右側頰粘膜にグレード2の粘膜炎ができたと想定．その部分にプラークテスターで印をつける

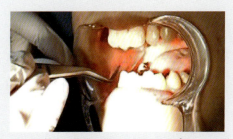

＊2 印部分に偽膜の代わりとしてオブラートを貼り付ける（オブラートは1/2サイズに切ったものを2回折りたたむ）

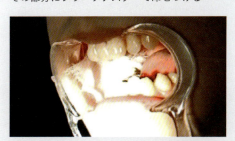

＊3 湿らせたガーゼでその部分を保護する

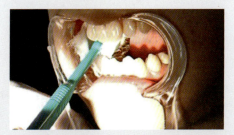

＊4 右側のみブラッシング

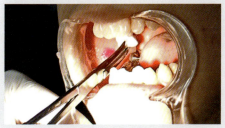

＊5 ガーゼを剥がし，偽膜周囲を綿球で清拭

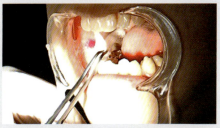

＊6 最後にオブラートを剥がして，保湿剤塗布

④相互で評価
⑤片づけ

MEMO

❷ 実践編

III 病院全体における医科歯科連携（足利赤十字病院を例として）

III-1 口腔管理のシステムの構築

1 病院の概要

足利赤十字病院は，国際病院機能評価（Joint Commission International）の認定を受けた3次救命救急センターと回復期病棟をもつ555床の急性期病院であり，回復期リハビリテーション（以下，リハビリ）病棟50床，緩和ケア病棟19床を含む一般床500床，精神科病棟40床，結核病棟15床を有する．

リハビリ科には医師2名，歯科医師3名，歯科衛生士2名，理学療法士32名，作業療法士16名，言語聴覚士11名が在籍しており，歯科スタッフは入院患者を中心にリハビリの視点から歯科医療を展開している．外来患者は歯科診療所での対応が困難な症例にのみ関わっている．

リハビリ科に歯科スタッフが在籍している意義は，多職種との連携が取りやすく，その連携によりお互いの新たな気づきがあり，相乗効果が期待できることにある．また，当院には口腔外科があるが，一般の外来や口腔外科疾患に関わる入院患者への治療を行っており，リハビリ科とは別の体制で稼働していることも特徴の1つである．

2 医科歯科連携のためのシステム構築の経緯

2010年にリハビリ科においてリハビリ専門医1名と歯科医師1名が常勤となり，歯科医師がリハビリ科へ依頼のあった患者全例の口腔管理を行うことを試みた．この結果，言語聴覚士への依頼があった患者の肺炎発症率が歯科の介入前は17%（2010年8月〜2010年10月）であったのに対し，介入後は9.5%（2010年11月〜2011年9月）となり肺炎の減少を認めた．この経緯から肺炎予防のための口腔管理を病棟でシステム化することになり，その一環として歯科衛生士が新規採用されることになった．

3 口腔管理システム構築のための急性期におけるリハビリテーション科依頼患者の口腔状態調査[1]

口腔管理システム構築を目指して，急性期におけるリハビリ科依頼患者の口腔状態を予備調査を実施した．対象は2010年10月から2011年1月までの間に急性期リハビリ依頼のあった入院患者404人（男性219人，女性185人，平均年齢73±16歳）である．口腔内検診は，同一歯科医師がベッドサイドにて行った．調査項目は基本情報として入院から口腔内検診までの期間，主科，原疾患，口腔内検診時のJapan Coma Scale（JCS：意識レベルの指標），摂食状態とした．口腔情報に関しては，口腔に関わるWong-Baker

FACES pain rating scale（FRS）[2]，口腔乾燥度[3]，舌苔[4]，口臭[5]，剥離上皮を含む乾燥痰，開口度，咬反射について調査した．また歯については，未処置歯として，う蝕，歯冠破折，補綴物脱離，歯周疾患に分類し，義歯不適合とアイヒナー分類[6]についても調査した．なお，FRSはJCSが0もしくはI–1の患者のうち回答できた221人に対して行い，痛みだけではなく不快症状も含めて，「今の口の状態をこの顔で表すとどれになりますか」と質問した．歯周疾患はMillerの分類[7]を用いて動揺度1–2度，3度に分類，う蝕は1–3度，4度に分類した．また義歯不適合は経口摂取を開始した患者を対象として評価を行った．

そして歯科介入の基準は，FRS 3以上，口腔乾燥度2以上，舌苔スコア3，口臭スコア3以上，剥離上皮を含む乾燥痰あり，開口度1横指未満，未処置歯あり，義歯不適合あり，のいずれかを満たす患者とした．

その結果を表Ⅲ-1, 2に示した．今回の基準において歯科介入が必要な患者は404人中，259人（64％）であり，歯科介入の必要な患者が多いことが明らかになった．これらのことから，マンパワーが少ない歯科がすべての患者の検診を行うことは非効率であるため，病棟看護師による口腔管理のシステム化を進めた．

表Ⅲ-1　検診患者の入院時基本情報（N＝404）

項目		N	%	項目		N	%
主科	内科	188	47	JCS*	0	201	50
	整形外科	95	24		I–1	50	12
	脳神経外科	45	11		I–2	30	7
	外科	24	6		I–3	94	23
	循環器科	22	5		II–10	8	2
	精神科	11	3		II–20	3	1
	耳鼻科	3	1		II–30	2	0.5
	その他	16	4		III–100	2	0.5
原疾患	脳血管障害	101	25		III–200	5	1
	整形疾患	96	24		III–300	9	2
	呼吸器疾患	59	15	摂食状態	経管のみ	106	26
	循環器疾患	28	7		経管＞経口	20	5
	外傷性脳損傷	17	4		経管＜経口	107	26
	消化器疾患	15	4		3食調整食	82	20
	その他脳疾患	12	3		3食常食	89	22
	精神疾患	11	3				
	脳腫瘍	8	2				
	頭頸部疾患	4	1				
	神経筋疾患	2	0.5				
	その他	51	13				

＊ JCS：Japan Coma Scale

表Ⅲ-2　急性期リハビリ依頼患者への口腔内検診の内訳（N=404）

項目	評価	N	%
FRS*	0点	49	22
	1点	23	10
	2点	41	19
	3点	71	32
	4点	26	12
	5点	11	5
口腔乾燥	0点（なし）	226	56
	1点（粘性亢進）	112	28
	2点（極めて少ない，細かい泡）	45	11
	3点（唾液なし）	21	5
舌苔	0点（なし）	103	25
	1点（舌背の1/3未満）	135	33
	2点（舌背の1/3から2/3）	101	25
	3点（舌背の2/3以上）	65	16
口臭	0点（嗅覚閾値以上の臭いを感知しない）	201	50
	1点（嗅覚閾値以上の臭いを感知するが，悪臭と認識できない）	116	29
	2点（かろうじて悪臭と認識できる）	40	10
	3点（悪臭と容易に判定できる）	28	7
	4点（我慢できる強い悪臭）	10	2
	5点（我慢できない強烈な悪臭）	9	2
剥離上皮を含む乾燥痰		34	8
開口度	1横指未満	8	2
	1-2横指	46	11
	2-3横指	126	31
	3横指以上	224	55
咬反射	有	16	4
未処置歯（重複あり）	歯周疾患　動揺度1-2度	22	5
	動揺度3度	6	1
	う蝕　1-3度	45	11
	4度	100	25
	歯冠破折	8	2
	補綴物脱離	12	3
義歯不適合**		39	23
アイヒナー分類	A（咬合支持を維持）	104	26
	B（咬合支持の減少）	104	26
	C（咬合支持はない）	196	49

＊FRSはJCSが0もしくはⅠ-1の患者のうち回答できた221人に対して実施
＊＊義歯所有の経口摂取患者（N=171）に対する義歯不適合

4　病棟での口腔管理システム

　当院における病棟での口腔管理システムを図Ⅲ-1に示した．手順として，入院直後に病棟看護師は日常生活自立度[8]を確認し，ランクB（ベッド上での生活が主体，寝たきり）またはC（1日中ベッド，寝たきり）にチェックが入ると口腔の問題が出やすいと判断する．次にランクBまたはCの患者の口腔アセスメントを実施する手順である．

　口腔アセスメントは，The Holistic and Reliable Oral Assessment Tool（THROAT）[9]

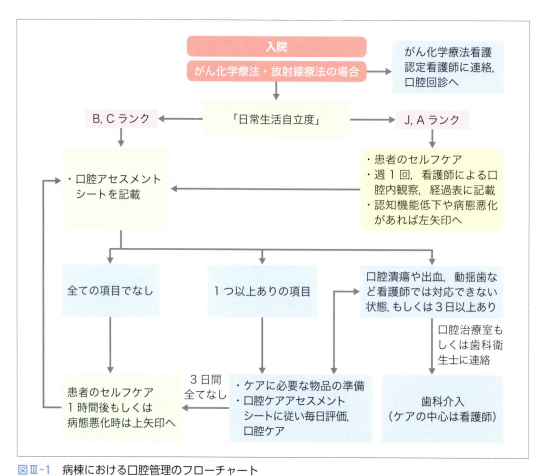

図Ⅲ-1　病棟における口腔管理のフローチャート
一部を簡略化しているが，シンプルなフローを作成することが現場に定着するポイントである

を使用している（図Ⅲ-2）．THROATは，口唇，歯（義歯），歯肉，頰粘膜，口蓋，舌，口腔底，匂い，唾液の9項目について0点（正常），1点（軽度），2点（中等度），3点（重度）の4段階で評価する．本システムではTHROATを「全ての項目で0点」，「いずれかの項目で1点もしくは2点」，「いずれかの項目で3点」の3つに分類する．「全ての項目で0点」の場合は，1週間後もしくは病態悪化時に再評価，「いずれかの項目で1点もしくは2点」の場合は，毎日の口腔アセスメントと必要に応じて口腔衛生を実施，「いずれかの項目で3点」の場合は，歯科依頼ならびに毎日の口腔アセスメントと口腔衛生を実施，とした．看護師は，3日連続して全ての項目で0点を目標に取り組み，達成したら1週間後もしくは病態悪化時に再評価を行うようにした．歯科への依頼は，看護師から直接に歯科への依頼ができるように，事前にシステムとして全診療科の医師の承認を得ている．

なお，口腔アセスメントは，信頼性と妥当性が実証されているものから，各施設が独自に作成したものまで多数ある．学術的に検討されているアセスメントは，THROAT[9]のほか，Revised Oral Assessment Guide（ROAG）[10]，Oral Health Assessment Tool（OHAT）[11]等がある．当院では，当初，看護師の経験や知識に関わらず口腔評価ができるように独自のアセスメントを作成した（p.160参照）．この際，看護部門と一緒に口腔アセスメントの作成を行ったことが定着したポイントの1つであった．初期のアセスメント項目は，痰，乾燥，食物残渣，舌苔，出血，潰瘍とし，これらの項目の有無を評価した．その後，口腔に関する教育を繰り返し行い，知識や技術が定着した時点で，先述の

III 病院全体における医科歯科連携（足利赤十字病院を例として）

評価表	正常 0点	軽度 1点	中等度 2点	重度 3点
1 口唇	滑らか，ピンク，乾燥がない	乾燥	乾燥，ひび割れ	潰瘍，痛み，出血
2-2 天然歯（義歯）	清潔	歯表面の汚れ	歯肉まで広がる汚れ	歯と歯の間の汚れ，明らかな汚れ
3 歯肉	ピンク	軽度炎症，発赤，浮腫	中等度炎症，発赤，浮腫，乾燥	重度の炎症，発赤，浮腫，潰瘍，出血
4 頰粘膜	ピンク	軽度炎症，発赤，浮腫	中等度炎症，発赤，浮腫，乾燥	重度の炎症，発赤，浮腫，潰瘍，出血
5 口蓋	ピンク	軽度炎症，発赤，浮腫	中等度炎症，発赤，浮腫，乾燥	重度の炎症，発赤，浮腫，潰瘍，出血
6 舌	ピンク	わずかな舌苔	明らかな舌苔，小潰瘍	厚い舌苔，ひび割れ，出血
7 口腔底	ピンク	わずかな汚れ	明らかな汚れ，小潰瘍	明らかな汚れ，ひび割れ，出血
8 匂い	無し	顔を口に近づけると感じる	顔に口を近づけなくても，口臭を少し感じる	きつい口臭
9 唾液	水のようにさらっとしている	少し粘性	粘性	唾液無

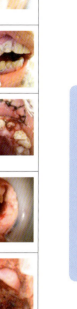

1 口腔管理のシステムの構築

The Holistic and Reliable Oral Assessment Tool – THROAT

図III-2 THROAT[9)]

THROAT[9] を導入した．

本システムは3か月から半年ごとに再評価された．再評価はアンケート形式で実施し，PDCA サイクル（Plan–Do–Check–Action cycle）を用いた．PDCA サイクルとは，Plan（計画）→ Do（実行）→ Check（評価）→ Action（改善）の4段階を繰り返すことによって，業務を継続的に改善させることができる手法である．PDCA サイクルを繰り返すことにより「システムのためのシステム」ではなく，「患者のためのシステム」になるように意識したい．

5 歯科が介入した患者情報のデータベース化

当院では，口腔管理システムの構築と同時に歯科介入した患者情報を電子データ化し，必要時に抽出できるようにしている（図Ⅲ-3）．その際，歯科の情報だけではなく医科の情報も入力している．医科の情報には，主疾患，肺炎，発熱，在院日数，摂食嚥下評価などの項目を入れることが望ましい．この作業をすることにより，介入した患者の傾向が見えてくる．また定期的に解析を行い，医科のアウトカムの改善が明らかになれば歯科のアピールにもなる．たとえ，医科のアウトカムが改善しなくても，歯科に関する情報を数値化することにより，他職種は歯科の実態が理解しやすくなる．当部門では，介入患者全例についてデータベース化しており，病院年報においても当部門の情報は上位に掲載されている（図Ⅲ-4）．

検査日　**ID**　**氏名**　生年月日

年齢　性別 □男 □女　主科　主治医　入院日

病棟　階　室　原疾患　入院から検査日

主食　副食　食事回数　食事量　感染症　肺炎 既往 □無 □有

経管　□無 □ TPN □ PPN □ NG □ PEG □その他　リハ介入 □ P □ O □ S

担当 ST　摂食状態　ターミナル　原疾患分類　キーパーソン

JCS　VAS　主訴　口腔乾燥感 □無 □有 □不明　舌痛症 □無 □有 □不明

口唇乾燥 □無 □有　口角炎 □無 □有

歯磨きの自立度 □自立 □一部介助 □全介助　かかりつけ歯科 □無 □有 □不明　歯科医院

義歯の状況 上 □無 □有　種類 上 □総義歯 □部分義歯　装着 上 □可 □不可　特記 上

顎堤の状況 上 □良 □不良　義歯不適合度 上 □小 □大

義歯の状況 下 □無 □有　種類 下 □総義歯 □部分義歯　装着 下 □可 □不可　特記 下

顎堤の状況 下 □良 □不良　義歯不適合度 下 □小 □大

酸素　ℓ □ nasal □ mansk　呼吸器 □無 □有　吸引 □無 □有　咬反射 □無 □有　開口持続 □無 □有

図Ⅲ-3　歯科データベースの一部（データベースソフトウェアを活用）．歯科と医科のデータベースが共有されていないため自作している．

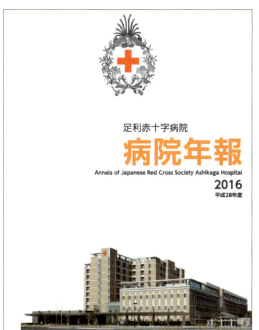

図Ⅲ-4 病院年報の目次．上から4番目に当部門の情報が掲載されている．連携のために数値化された情報提供は重要である．

連携の手段として医科に歯科介入の客観的な情報を届けるようにしたい[12]．そのためデータベースは可能な限り医療者が作成し，入力や出力は事務職に依頼できるのが理想的である．病院で勤務する歯科衛生士は，出力されたデータを処理する能力も求められるため，統計の基礎知識も必要である．

（小松本悟／尾﨑研一郎／堀越悦代）

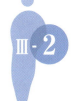

Ⅲ-2 他職種との連携

1 看護師との連携

病棟看護師との連携については先述した図Ⅲ-1の通りである．なお，連携の際はリンクナースとよばれる他職種との繋ぎ役に口腔管理の協力を仰ぐのも1つの方法である．また口腔に関する教育（図Ⅲ-5）は，病棟看護師が入れ替わることを考慮して，定期的に実施することが望ましい．さらに当院では口腔管理に関わる委員会を設立して，口腔アセスメントや口腔衛生手技の標準化にかかわるマニュアルを作成，電子カルテ用のパソコン上で供覧が可能となっている．

がん化学療法と放射線治療患者については，がん化学療法看護認定看護師とがん放射線療法看護認定看護師との連携により，週1～2回の病棟回診を行っている．さらに，摂食嚥下障害看護認定看護師とのミールラウンド（食事観察，指導）も開始している（図Ⅲ-6）．認定看護師とは，高度化し専門分化が進む医療の現場において，水準の高い看護を実践できると認められた看護師のことを指す．「認定看護分野」ごとに日本看護協会が認定しており，2017年8月の時点で特定されている分野は上記をふまえて21分野ある[13]．歯科と認定看護師との連携が進むと院内での連携の質が高まるため推奨したい．

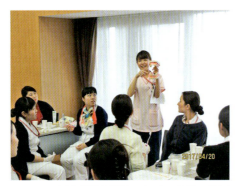

図Ⅲ-5　新人看護師研修における実習の様子
講義は歯科医師が行い，実習は歯科衛生士が担当する．

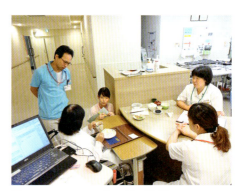

図Ⅲ-6　ミールラウンドの様子
患者を中心に左から右へケアワーカー，歯科衛生士，摂食嚥下障害看護認定看護師，病棟看護師がおり，適切な食事環境を検討している．

❷ リハビリテーションスタッフとの連携

　理学療法士，作業療法士，言語聴覚士の役割について簡単に説明する．理学療法士は，運動機能の評価と併せてさまざまな運動療法，物理療法を行う．近年では，運動機能の低下やメタボリックシンドロームの予防，スポーツ分野でのパフォーマンス向上に関わり，健康な人々へも介入している．また，運動や動作の専門性を生かし，福祉用具や住宅改修の相談も行っている．

　作業療法士は，運動，認知機能の障害に対して手芸や工作などの創造的な作業によって運動療法を行う．また自助具の作成や高次脳機能障害の評価や訓練も行っている[14]．

　言語聴覚士は，失語症や構音障害のある患者に対してコミュニケーションの評価や訓練を行う．その他に摂食嚥下障害のリハビリや小児の聴覚障害，言語発達遅滞の評価や訓練も行っている[14]．

　まず，理学療法士との関わりについて説明する．急性期における歯科介入は，通常ベッドサイドでの口腔衛生管理や応急処置から開始する．そして身体機能の向上が認められた時点で必要に応じて歯科診療室で治療を行う（図Ⅲ-7）．この際，理学療法士から患者の日常生活の自立度を確認することで，適切な診療環境が設定できる．たとえば，移乗の介助レベル（全介助，中等度介助，一部介助，監視）の確認により，車いすから歯科用ユニットへの移乗について検討できる．また座位の保持性や疲労度を確認することにより治療姿勢や治療時間も調整できる．そのほかに整形外科疾患の患者に関しては，免荷について知ることが重要である．「免荷」とは，主に下肢の骨折後などの損傷部位に体重をかけないことである．特に歯科用ユニットへの移乗の際に注意する必要がある．また，理学療法士とは呼吸リハを通じて関わることがある（図Ⅲ-8）．呼吸リハビリは呼吸器に障害をもつ患者に対して行う．先行研究[15]では，呼吸リハビリ前に口腔衛生を行うことで上気道が湿潤化され排痰が効果的になると報告されている．

　作業療法士とは，認知機能低下や麻痺により歯ブラシが上手く使えない患者に対して関わり，自助具を使用してブラッシングする能力を引き出すようにしている（図Ⅲ-9）．その他に精神科作業療法で関わることがある．精神科作業療法とは精神疾患をもつ患者の社会生活機能の回復を目的とするものであり，口腔衛生に関わる教育を通じて歯科衛生士の

III 病院全体における医科歯科連携（足利赤十字病院を例として）

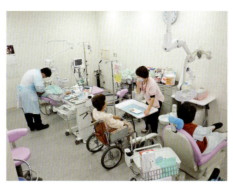

図III-7 口腔治療室の様子
左で歯科医師が診察しており，中央で歯科衛生士が口腔機能訓練を実施している．

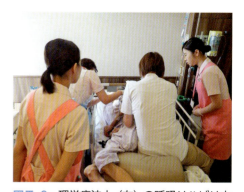

図III-8 理学療法士（右）の呼吸リハビリ中における歯科衛生士の口腔衛生管理
患者の左に歯科衛生士がおり，吸引をしながら口腔衛生管理を実施している．両側で歯科衛生士の学生が見学をしている．

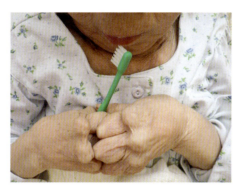
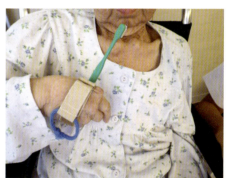

図III-9 リウマチ患者が上手く歯ブラシを持てないため（左），ブラッシングを補助する自助具を作成（右）．

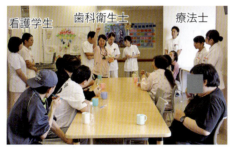

図III-10 精神科作業療法
精神疾患をもつ患者の社会生活機能の回復を目的として口腔衛生に関わる教育を行う（当院の精神科病棟）．中央のテーブルを囲むように患者が座って指導を受けている．

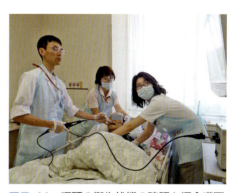

図III-11 咽頭の衛生状態の確認と摂食嚥下機能の評価の様子
左に歯科医師，中央に歯科衛生士，右に言語聴覚士がおり，歯科医師が嚥下内視鏡検査を実施している．

介入が望まれる（図III-10）．

　言語聴覚士とは，摂食嚥下障害患者に対しての連携（図III-11）を行っており，口腔の衛生不良や義歯不適合などの問題があれば，歯科へ連絡が来るようになっている．またリハビリに関わるカンファレンスにも参加しており，担当患者の治療やリハビリ内容，退院支援の進捗状況（いつ頃に退院・転院できるか）を確認し，歯科の情報提供も行っている．

3 栄養課との連携

栄養サポートチーム（NST：Nutrition Support Team）にも歯科は参加している．栄養サポートチームは適切な栄養管理を行い，全身状態の改善や合併症の予防を目指している．低栄養は免疫能の低下や感染を引き起こしやすく，主疾患の治癒を遅らせ合併症を引き起こす可能性がある．

当院のNST回診は医師，管理栄養士，薬剤師，看護師とともに行う．歯科はNST回診前に口腔内を確認したうえで，回診時に情報提供を行う．その際，口腔衛生状態のみならず口腔機能や義歯使用の可否まで評価する．そして管理栄養士に対して，口腔衛生状態や義歯の適合度，食事形態の提案を行い，必要に応じた歯科介入を行う．当院の栄養課に対する歯科についてのアンケート結果では，歯科に相談したい内容として「摂取可能な食事形態」，「義歯の必要性」，「経口摂取不良の原因が口腔にあるのか」，「がん化学療法中の口内炎への対応」などがあげられた．

4 医療ソーシャルワーカーとの連携

医療ソーシャルワーカーは，家族の抱える経済的，心理的，社会的問題の解決を援助することにより社会復帰の促進を図ることを担う[16]．これからの医療は病院完結型ではなく地域完結型となるため連携が必須である．つまり医療ソーシャルワーカーは病院の中と外を繋ぐ役割をもつため，事前に歯科の情報提供をしておくと，その後の連携がスムースになる．当院では，紹介状を作成する時点で，医療ソーシャルワーカーに電話連絡することが多い．また次の歯科医療機関へ繋げるために，地域の歯科医療資源を確認することもある．さらに当院の医療ソーシャルワーカーは地域歯科医師会の事務局とも情報共有ができるようになっている．

5 歯科医師との連携

歯科衛生士は，歯科医師の指示のもと介入を開始する．一般的に看護師やリハビリスタッフは歯科医師よりも歯科衛生士のほうが，コミュニケーションを取りやすいため，他職種から得た情報はできるだけ歯科医師に提供する．歯科医師との連携が重要な理由の1つは，先述したような現場に定着する口腔管理システムを構築するためであり，構築から運用に至るまで歯科衛生士と歯科医師の信頼関係，情報共有が必須である．

（尾﨑研一郎）

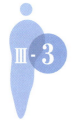

III-3 口腔衛生管理のポイント

口腔衛生管理中のリスク回避のため，介入前に必ず患者の担当看護師に全身状態の確認を行う．主な確認内容は直近の病態とバイタルサインである．バイタルサインとは生命徴候のことで「脈拍」，「呼吸」，「体温」，「血圧」，「意識レベル」の5つを指す．また，嘔気や嘔吐の確認も事前に行う．その他に睡眠，排便・排尿，痛みについても把握しておくと良い．出血傾向や呼吸状態が不良な場合も注意が必要である（図III-12）．さらに口腔衛生管理が終了したら担当看護師へ申し送りを行い，口腔の現状を伝えることが重要である．

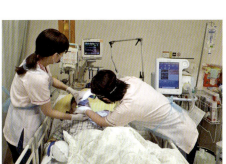

図Ⅲ-12 救命病棟にて歯科衛生士が呼吸器管理されている患者の口腔衛生管理を行っている様子
左の歯科衛生士がモニターを確認し，右の歯科衛生士が処置を実施している．

　歯科衛生士は，看護師の口腔衛生をサポートする役割であるため，看護師が日常の口腔衛生を適切にできるように支援する立場であることを忘れてはいけない．さらに，重篤な患者の口腔衛生管理の質や安全性を高めるため1日2回の介入，看護師との時間差での介入（たとえば朝に看護師，夕方に歯科衛生士が実施），看護師とのペアでの介入も検討することが望ましい．

（尾﨑研一郎）

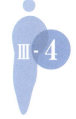

Ⅲ-4 医科歯科連携の評価と効果

1 口腔管理の対象患者

　2016年4月から2017年3月までの対象患者（男性1,191人，女性856人，平均年齢71±14歳）の傾向について調査した．主科別の疾患別では，内科，外科，循環器科の順に患者が多く（図Ⅲ-13），疾患別分類では，消化器疾患，呼吸器疾患，循環器疾患の順に多かったが，幅広い疾患に対応していた（図Ⅲ-14）．主な介入内容は，口腔衛生管理が約7割以上を占め（図Ⅲ-15），歯科衛生士の口腔衛生管理の重要性が明らかになった．転帰では，自宅が7割以上と最も多く，入院中の介入回数は4回以下が7割以上であっ

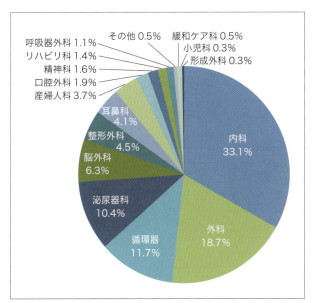

図Ⅲ-13　主科別分類

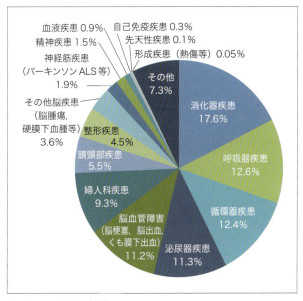

図Ⅲ-14　疾患別分類

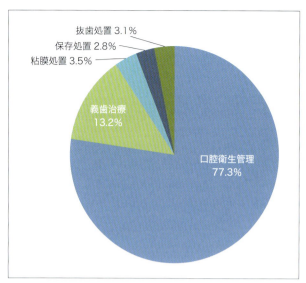

図Ⅲ-15 主な介入内容

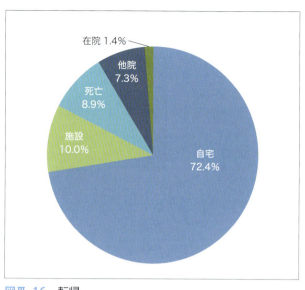

図Ⅲ-16 転帰
介入回数1～4回：1543人（75%），5～9回：245人（12%），10回以上：118人（5%）

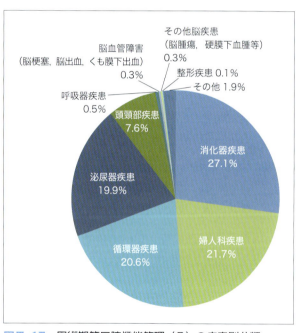

図Ⅲ-17 周術期等口腔機能管理（Ⅱ）の疾患別分類

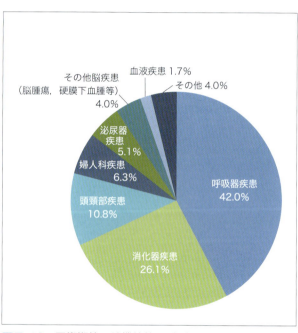

図Ⅲ-18 周術期等口腔機能管理（Ⅲ）疾患別分類

た（図Ⅲ-16）．

周術期等口腔機能管理（Ⅱ）における疾患別分類では，消化器疾患，婦人科疾患，循環器疾患の順に多く（図Ⅲ-17），周術期等口腔機能管理（Ⅲ）では，呼吸器疾患，消化器疾患，頭頸部疾患の順に多かった（図Ⅲ-18）．

❷ 急性期脳卒中患者の肺炎発症率について

当院での歯科導入初期のシステムについて述べる．当院では，歯科開設当初に肺炎を予防するための口腔管理システムを構築した．その特徴は，4つに大別される．

①看護と歯科の連携による全病棟統一の口腔アセスメントの導入と口腔衛生の手技の標

III 病院全体における医科歯科連携（足利赤十字病院を例として）

口腔アセスメントシート

ID _____

氏名： _____

義歯（上顎）：無し・有り（下顎）：無し・有り→経口摂取の場合義歯不適合無し・有り

アセスメントの注意

①痰（有）→乾燥痰 or 粘性痰も評価　　②乾燥（有）→唾液がほとんど無い状態
③食物残渣（有）→ 5 mm 以上の食物残渣　　④舌苔（有）→舌背の 2/3 以上
⑤開口障害（有）→ 2 横指以下　　⑥出血や潰瘍→口唇粘膜面や硬・軟口蓋，頬粘膜も評価

月/日	/	/	/	/	/	/	/
①痰	無・有 乾 or 粘	無・有 乾 or 粘	無・有 乾 or 粘	無・有 乾 or 粘	無・有 乾 or 粘	無・有 乾 or 粘	無・有 乾 or 粘
②乾燥	無・有	無・有	無・有	無・有	無・有	無・有	無・有
③食物残渣	無・有	無・有	無・有	無・有	無・有	無・有	無・有
④舌苔	無・有	無・有	無・有	無・有	無・有	無・有	無・有
⑤開口障害	無・有	無・有	無・有	無・有	無・有	無・有	無・有
⑥口腔潰瘍や出血	無・有	無・有	無・有	無・有	無・有	無・有	無・有
合計点数（無0点有1点）	改善 不変 悪化	改善 不変 悪化	改善 不変 悪化	改善 不変 悪化	改善 不変 悪化	改善 不変 悪化	改善 不変 悪化
使用ケア器具	・スポンジブラシ ・歯ブラシ ・舌ブラシ ・歯間ブラシ ・保湿剤 ・ワセリン ・1-2%重曹水 ・ ・	・スポンジブラシ ・歯ブラシ ・舌ブラシ ・歯間ブラシ ・保湿剤 ・ワセリン ・1-2%重曹水 ・ ・	・スポンジブラシ ・歯ブラシ ・舌ブラシ ・歯間ブラシ ・保湿剤 ・ワセリン ・1-2%重曹水 ・ ・	・スポンジブラシ ・歯ブラシ ・舌ブラシ ・歯間ブラシ ・保湿剤 ・ワセリン ・1-2%重曹水 ・ ・	・スポンジブラシ ・歯ブラシ ・舌ブラシ ・歯間ブラシ ・保湿剤 ・ワセリン ・1-2%重曹水 ・ ・	・スポンジブラシ ・歯ブラシ ・舌ブラシ ・歯間ブラシ ・保湿剤 ・ワセリン ・1-2%重曹水 ・ ・	・スポンジブラシ ・歯ブラシ ・舌ブラシ ・歯間ブラシ ・保湿剤 ・ワセリン ・1-2%重曹水 ・ ・
フリーコメント	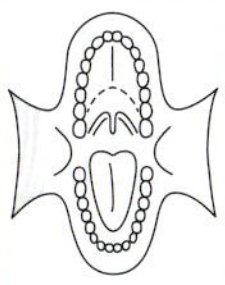	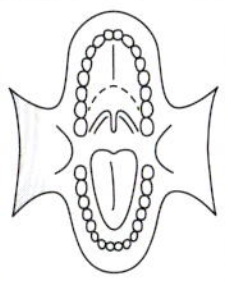	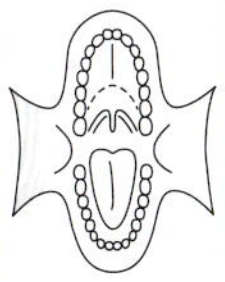	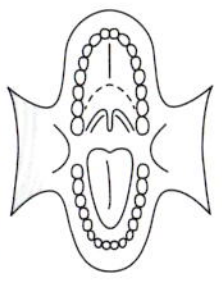	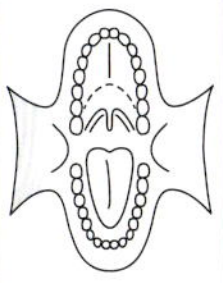	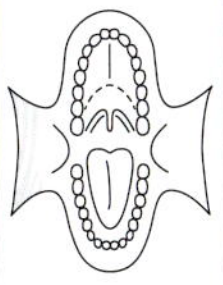	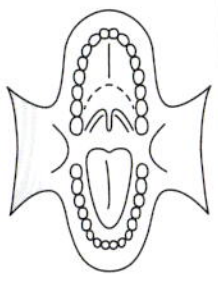
口腔のケアパターン*	ＡＢＣＤ	ＡＢＣＤ	ＡＢＣＤ	ＡＢＣＤ	ＡＢＣＤ	ＡＢＣＤ	ＡＢＣＤ
NS サイン/ケア時刻	AM PM 時	AM PM 時	AM PM 時	AM PM 時	AM PM 時	AM PM 時	AM PM 時
DH サイン/ケア時刻	AM PM 時	AM PM 時	AM PM 時	AM PM 時	AM PM 時	AM PM 時	AM PM 時

＊口腔のケアパターン分類

	痰（＋）咽頭吸引（＋）		痰（－）咽頭吸引（－）	
口腔粘膜	乾燥	粘性	乾燥	正常
パターン	A	B	C	D
介入頻度の目安	2−3 回/day	2 回/day	1−2 回/day	1−2 回/day

パターンの要約
A：嚥下障害があり乾燥痰が付着
B：嚥下障害があり粘性痰が付着
C：主に経口摂取中で乾燥
D：主に経口摂取中で食物残留

図Ⅲ-19　口腔アセスメントシート（当院にて作成）

準化（標準化のために病棟での口腔衛生物品の種類を増やし，口腔衛生状態が不良の場合は，口腔粘膜用ブラシ，歯ブラシ，保湿剤等を選択できるようにした）．

②口腔アセスメントを用いた看護師からの歯科への依頼体制の構築（主治医の内諾のもと，口腔に問題がある場合は看護師から直接，歯科医師もしくは歯科衛生士に連絡）．

③口腔管理に関わる委員会を設立（各病棟リンクナースと歯科医師，歯科衛生士で構成．口腔アセスメントや口腔衛生手技の標準化に関わるマニュアルを作成し，電子カルテ用パソコン上にて供覧できるようにした）．

④口腔管理システムを構築する以前よりリハ科で行っていた，リハビリ科専門医と言語聴覚士による嚥下内視鏡回診や嚥下造影検査への歯科医師，歯科衛生士の参加，である．

病棟看護師の口腔管理方法は，入院初日に全病棟統一の口腔アセスメント（図Ⅲ-19）を実施することから始まる．このアセスメント法は，看護師の経験や知識に関わらず実施できるように独自に作成した．その項目は痰，乾燥，食物残渣，舌苔，開口障害，口腔潰瘍や出血からなり，「有」，「無」の二項選択法とした．アセスメントは病棟の看護師が入院初日から毎日行う．アセスメントのタイミングは，自力で口腔のケアができる患者では食後の歯磨き後，自力で口腔のケアができない患者では病棟で行っている口腔のケア前に1日1回行った．そしてアセスメントは，すべての項目が3日連続して「無」になった場合に終了とし，終了となった場合は1週間後もしくは病態変化時に再度アセスメントを行った．また，いずれかの項目で「有」が3日以上続く場合，もしくはアセスメントの時点で潰瘍や出血を認め口腔衛生管理が困難と判断された場合は，歯科衛生士もしくは歯科医師に連絡することになっている．さらに口腔ケアのパターン分類を「痰」と「咽頭吸引」の有無を軸として4つに分類し，口腔ケアの頻度や方法を提示した（図Ⅲ-20, 21）．

口腔管理システムにおける歯科の動きは以下の通りである．歯科衛生士もしくは歯科医師は，看護師からの連絡後，ベッドサイドにて口腔内検診を行い，必要に応じて担当看護師へ口腔衛生指導を実施する．そして重度の口腔汚染がある場合は，歯科衛生士もしくは歯科医師が専門的な口腔衛生管理を行う．また咽頭汚染が疑われる場合は，歯科医師が嚥下内視鏡にて咽頭の衛生状態を確認し，汚染が強い場合は歯科衛生士と協同して嚥下内視鏡下にて咽頭の様子を確認しながら咽頭と口腔の衛生管理を行った．さらに口腔粘膜炎がある場合は症例に応じた投薬を行い，保存治療や抜歯が必要な場合にも対応した．義歯不適合の患者は，3食の経口摂取が確立したことを目安に治療を行い，言語聴覚士と食事形態を検討した．

これらの活動の結果，システム定着後における脳卒中患者の肺炎発症は，減少傾向を認め，在宅復帰率も上昇した[17]（表Ⅲ-3）．

③ がん周術期等口腔機能管理の術後肺炎と気管支炎の発症率について

対象は，2015年2月から2016年3月までの間に予定入院し，全身麻酔前3日以内に歯科介入した553人（男性301人，女性252人，平均年齢66±12歳）である．平均入院日数は15±14日であった．原発部位に関しては，下部消化管や泌尿器が多い傾向であった（図Ⅲ-22）．主な歯科介入内容は，プラークコントロールや歯周基本治療が最も多く約9割を占めていた（図Ⅲ-23）．歯科介入の結果，肺炎発症率は0.7％，気管支炎発症率は0.7％に抑えられていることがわかった．

口腔内アセスメントの指標

口の中を触る・診る習慣をつけてください

①② 痰，乾燥の指標
乾燥痰（強い口臭）　　　　　　　　　　粘性痰

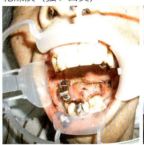 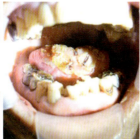 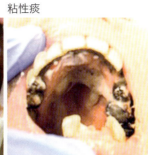 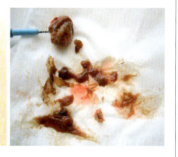

③ 舌苔の指標（厚い層が舌2/3以上）

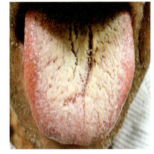 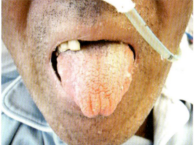 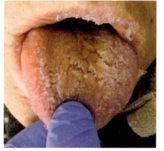

④ 食物残渣の指標

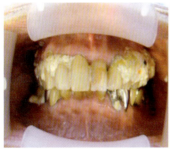 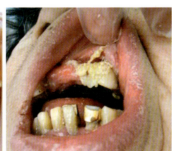

5 mm以上の食物残留
頬を引っ張って確認

☆口唇所見の指標（口唇粘膜面も確認）
潰瘍（口唇粘膜面）　　口角炎，びらん①　　口角炎，びらん②

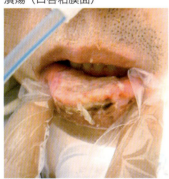 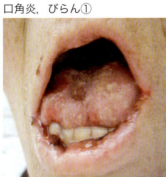 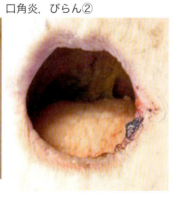

図Ⅲ-20　口腔内アセスメントの指標（看護師用　当院にて作成）

A, B, C, Dの各パターン分類別（図Ⅲ-19の下段を参照）口腔ケア方法（Step. ①～⑩）

①口唇のケア
・無理して痂皮を剥がす必要はない
・ワセリン塗布も検討

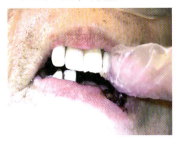

②口腔アセスメント
　A, B, C, Dに分類（図Ⅲ-19参照）
・ライトや口唇開口器等を使用

③口腔汚染物を1～2％重曹水や口腔保湿剤にて溶解（A, Bパターンに該当）

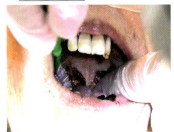

・Aであれば，看護師2人でのケアを推奨する．
・粘膜用ブラシやスプレーにて1～2％重曹水を塗布もしくは噴霧．口腔保湿剤は粘膜用ブラシなどで塗布．塗布する順番は口唇→歯肉→口蓋→舌（ただし拒否がある場合は塗布できる場所だけで良い）
粘膜炎が強い場合は，重曹水は使用しない．
・口腔粘膜をマッサージするように塗布

④頬・口唇の汚染物除去（頬・口唇）
（A, Bパターンに該当）

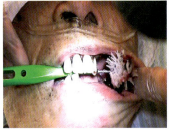

・口腔粘膜をマッサージするイメージで頬や口唇をしっかり伸ばす．
・他の部位に比べて頬や口唇はケアしやすい．

⑤口蓋の汚染物除去（A, Bパターンに該当）

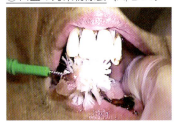

・開口障害がある場合は指を噛まれないように注意
・口蓋の汚れを見逃さない！

⑥舌の汚染物除去（A, B, C, Dの全パターンに該当）

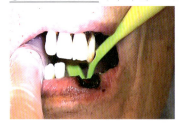

・舌苔は，無理をしてすべて除去する必要はない
・可能なら舌ブラシを使用

⑦天然歯のケア（A, B, C, Dの全パターンに該当）
歯の表側（唇側）のケア　　　　歯の裏側（舌側）もケア

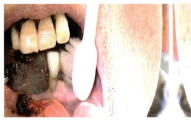 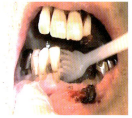

・口腔ケア時の出血に過敏にならない
・歯肉からの出血は膿を出すイメージ
・ただし血流疾患や肝疾患，口腔がん等については出血に注意

⑧義歯の清掃（A, B, C, Dの全パターンに該当）

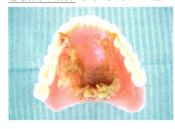

・未装着であれば，洗って水に漬けておく
・洗うときはこすって物理的な汚染物除去に努めましょう
・義歯を外し忘れてないですか？

⑨口腔内の汚れを粘膜用ブラシやガーゼ等でふき取る（A, Bパターンに該当）

⑩口腔保湿剤を1-2 cm塗布（A, B, Cパターンに該当）

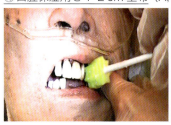

・口内炎の薬が処方されていたら塗布
・粘膜用ブラシや手指等にて口腔粘膜全体に口腔保湿剤を塗布

図Ⅲ-21　口腔ケア方法（看護師用　当院にて作成）

III 病院全体における医科歯科連携（足利赤十字病院を例として）

表III-3 肺炎の減少

			導入前群		定着後群		
			N	%	N	%	P
肺炎発症			36	15	17	8	0.025*
mRS		0（正常）	112	48	93	46	0.183
		1～2（軽度）	79	34	52	26	
		3～5（中等度～重症）	43	18	47	23	
在院期間（日）±1SD			31±25		31±28		0.732
		25日未満	127	54	112	55	0.851
		25日以上	107	46	91	45	
自宅復帰			92	39	105	52	0.009*
胃瘻増設			10	4	4	2	0.275
気管切開			5	2	3	1	0.877
FOIS		7（3食経口 食事形態の調整不要）	122	52	98	48	0.774
		4～6（3食経口 食事形態の調整要）	83	35	76	37	
		2～3（経口と経管の併用）	6	3	8	4	
		1（経管のみ）	23	10	21	10	
DSS		7（正常範囲）	98	42	91	45	0.779
		5～6（口腔問題～軽度問題）	72	31	62	31	
		3～4（水分誤嚥～機会誤嚥）	44	19	31	15	
		1～2（唾液誤嚥～食物誤嚥）	20	9	19	9	
主な歯科の介入内容	口腔衛生指導		127	54	72	36	<0.001*
	口腔衛生管理		79	34	65	32	
	口腔衛生管理と義歯		22	9	42	21	
	口腔衛生管理と抜歯		7	3	23	11	

mRS, modified Rankin Scale；SD, Standard Deviation；FOIS, Functional Oral Intake Scale；DSS, Dysphagia Severity Scale，
＊カイ2乗検定.

> **コラム**
> 口腔管理システム構築にあたり，最初からスムーズに進まないことが多いと思われる．当院でも最初からシステムが導入・定着したわけではない．地道な臨床とデータ管理を続けた結果として他職種と協同することができた．システム構築のポイントの1つは口腔管理に対するひたむきな姿だと考えている．

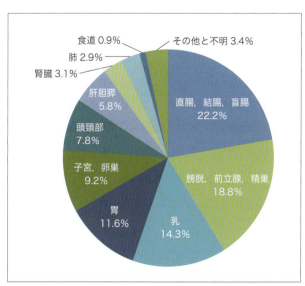

図III-22 原発部位

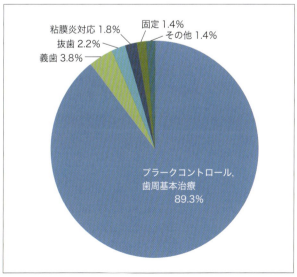

図III-23 主な歯科の介入内容

表Ⅲ-4　患者の属性

		DH 未介入	DH 介入	P 値
人数（男/女）		86/45	86/39	0.59
平均年齢±標準偏差		76.3±11.6	74.2±15.0	0.79
原疾患別分類（人）	脳血管障害	43（38%）	34（32%）	0.32
	呼吸器疾患	31（26%）	33（31%）	0.61
	消化器疾患	10（8%）	16（15%）	0.17
	循環器疾患	14（12%）	7（7%）	0.13
	その他脳	4（3%）	6（6%）	0.47
	神経筋疾患	7（6%）	5（5%）	0.61
	口腔咽頭腫瘍	3（2%）	4（4%）	0.65
	その他	21（19%）	20（19%）	0.99
DSS（人）	7 正常範囲	3（2%）	3（2%）	0.95
	6 軽度問題	2（2%）	3（2%）	0.61
	5 口腔問題	10（8%）	10（8%）	0.91
	4 機会誤嚥	4（3%）	12（10%）	0.05
	3 水分誤嚥	48（37%）	36（29%）	0.18
	2 食物誤嚥	35（27%）	33（26%）	0.95
	1 唾液誤嚥	29（22%）	28（22%）	0.95

＊ DH 未介入，DH 介入群間の有意差なし

表Ⅲ-5　介入の効果

N＝236	2010.10-2011.3 未介入（N＝131）	2013.10-2014.3 介入（N＝125）	P 値
1 日の平均検査件数±1 SD	6.8±2.6	8.4±1.4	0.013＊
1 件の平均検査時間 分：秒±1 SD	7.3±3.3	6.4±2.2	0.01＊
直接訓練の開始 可/不可（人）	93/38	107/18	0.004＊＊

＊ P＜0.05 independent t-test
＊＊ P＜0.01 chi-squared test

④ 嚥下内視鏡検査前における歯科衛生士の介入効果について

　歯科衛生士が嚥下内視鏡検査に介入した群と介入しなかった群の患者属性を示した（表Ⅲ-4）．両群において属性に有意な差を認めなかった．そして歯科衛生士が嚥下内視鏡検査前に介入したか否かにおいて検討した結果，歯科衛生士の介入群は歯科衛生士の非介入群と比較して1日あたりの検査件数の増加，検査1件あたりの時間短縮，直接訓練への移行患者の増加を認めた（表Ⅲ-5）．つまり嚥下内視鏡検査前の歯科衛生士による口腔衛生管理により口腔衛生環境が正常化，結果として摂食嚥下障害患者の摂食機能が最大限発揮できる状況が整い，嚥下内視鏡検査も効率的に実施できたと考察された．

文献

1）尾﨑研一郎ら：市中病院におけるリハビリテーション歯科医療の取り組み，老年歯科医学，33(1)：17〜24，2018.

2）Wong DL et al.：Pain in children：comparison of assessment scales，Pediatric Nursing.，14：9〜17，1988.

3）柿木保明：口腔乾燥症への理解とその対応 口腔乾燥症の診断・評価と臨床対応 唾液分泌低下症候群としてとらえる，歯界展望，95：321〜332，2000.

4) Miyazaki H et al.：Correlation between volatile sulphur compounds and certain oral health measurements in the general population, J. Periodontol., 66：679〜684, 1995.
5) 宮崎秀夫ら：口臭症分類の試みとその治療必要性，新潟歯学会誌，29：11〜15，1999．
6) Eichner K.：Renewed examination of the group classification of partially edentulous arches by Eichner and application advices for studies on morbidity statistics, Stomatol DDR., 40：321〜325, 1990.
7) Millr PD Jr.：A classification of marginal tissue recession, Int J Perio Rest Dent., 5：8〜13, 1985.
8) 厚生労働省老健局老人保健課長通知：要介護認定における「認定調査票記入の手引き」，「主治医意見書記入の手引き」及び「特定疾病にかかる診断基準」について．2009；平成21年9月30日老老発0930第2号．
9) Dickinson H et al.：The development of the THROAT：The holistic and reliable oral assessment tool. *Clin Eff Nurs*., 5：104-110, 2001.
10) Andersson P et al.：Oral health problems in elderly rehabilitation patients. *Int J Dent Hyg*., 2(2)：70-77, 2004.
11) Chalmers J et al.：Evidence-based protocol：oral hygiene care for functionally dependent and cognitively impaired older adults. *J Gerontol Nurs*., 30(11)：5-12, 2004.
12) 小松本悟：医科歯科連携を進めるための課題① 歯科診療所と病院の連携はなぜ進まないのか．日本歯科評論，78(4)：16-17，2018．
13) 資格認定制度専門看護師・認定看護師・認定看護管理者：公益社団法人日本看護協会，http://nintei.nurse.or.jp/nursing/qualification/cn，参照日2018.4.4.
14) 千野直一ほか：リハビリテーションレジデントマニュアル第2版．医学書院，東京，2001．
15) 平山友恵ほか：呼吸理学療法前の口腔ケアが気道分泌物除去に及ぼす影響．日摂食嚥下リハ会誌，11(2)，123-129，2007．
16) 厚生労働省健康局長通知：平成14年11月29日，健康発第1129001号．
17) 尾﨑研一郎ら：急性期脳卒中患者に対する多職種連携による口腔衛生管理の効果―歯科による肺炎予防システムの構築―．日摂食嚥下リハ会誌，22(3)，225-236，2018．

（尾﨑研一郎）

❷ 実践編

IV 医科歯科連携の評価と効果

IV-1 東京歯科大学市川総合病院の概要と周術期口腔機能管理の効果

1 東京歯科大学市川総合病院の概要と周術期口腔機能管理の介入効果

東京歯科大学市川総合病院は，千葉県市川市にある総合病院で，病床570床，26診療科を有する地域の中核病院である．年間外来患者数は355,751名であり，1日平均1266.0名，新来院数29676名である（2017年度の実績）．また年間入院患者数は168612名，1日平均462.0名，新入院数は12880名，平均在院日数は11.9日の急性期病院である．当院歯科口腔外科の主な業務は，紹介患者の歯科口腔外科治療と入院患者の口腔機能管理であり，2016年度の外来患者の主な疾患（治療）の内訳をみると，抜歯の治療が最も多く，次いで2番目に多いのが周術期等口腔機能管理であった（図IV-1）．周術期等口腔機能管理は，歯科医師と歯科衛生士が連携，分担して行う業務であり，大部分が歯科衛生士の行う口腔衛生管理からなるため，歯科衛生士の果たす役割が大きい．

2 がん患者を中心とした（周術期）口腔機能管理の実際

当院歯科口腔外科は，歯科衛生士が11名在籍しており（2018年4月現在），ICUを含めた各病棟の口腔衛生管理を看護師とともに担当している．各科から電子カルテで依頼がきた後は，まず歯科医師により，口腔内の診察，検査（画像検査と歯周組織検査），診断を行い，口腔機能管理計画書を作成して，必要な歯科治療を行う．そして，口腔衛生管理が必要な場合は，歯科衛生士が依頼を受けて行う．東京歯科大学市川総合病院における周術期口腔機能管理のプロトコールを示す（図IV-2）．術前は主として，歯科医師が義歯調

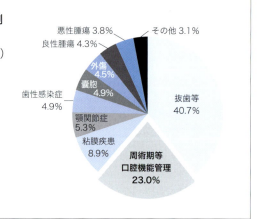

主な疾患（治療）の内訳外来患者 4,982 例
・抜歯等 2,029 例（40.7%）
・周術期等口腔機能管理 1,145 例（23.0%）
・粘膜疾患 441 例（8.9%）
・顎関節症 266 例（5.3%）
・歯性感染症 246 例（4.9%）
・囊胞 224 例（4.9%）
・外傷 213 例（4.5%）
・良性腫瘍 189 例（4.3%）
・悪性腫瘍 73 例（3.8%）
・その他 156 例（3.1%）

図IV-1　東京歯科大学市川総合病院 歯科・口腔外科外来（2016年度）

IV 医科歯科連携の評価と効果

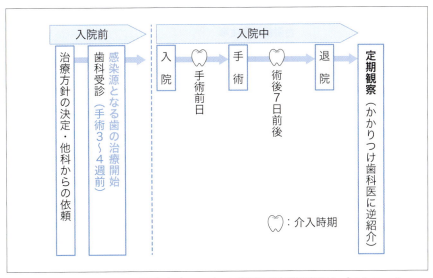

図IV-2　東京歯科大学市川総合病院における周術期口腔機能管理のプロトコール
東京歯科大学市川総合病院 歯科・口腔外科「歯科衛生士による口腔ケアマニュアル」を改変

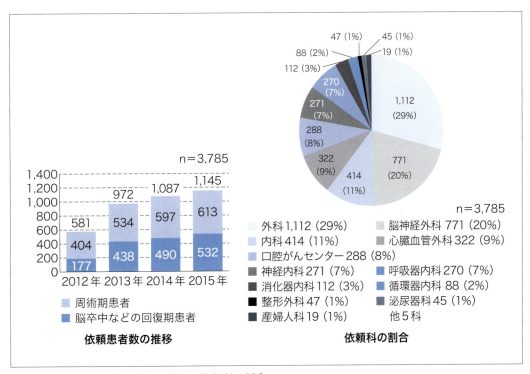

図IV-3　年度毎の依頼患者数の推移と依頼科の割合

整や抜歯，歯冠修復といった歯科治療を行う．そして治療前日および治療後は，主として歯科衛生士による口腔衛生管理を実施する．術前の歯科治療は，手術までの待機期間によって治療が制約されてしまうため，画一的な治療計画の立案はしばしば困難となる．治療前，少なくとも2週間以上の待機期間があれば，図IV-2 に示す当科の治療指針に従って治療を進めることができる．また，時間に余裕がある場合には一般治療に関してはなるべくかかりつけ歯科医に逆紹介を行い，地域との連携を積極的に進めている．患者には，院内パンフレットやポスターを掲示して，全身と口腔の関係の重要性をよく説明し，同意のもと口腔衛生管理を進めている．

　口腔機能管理の依頼のあった診療科の内訳を示す（図IV-3）．保険算定が始まった

169

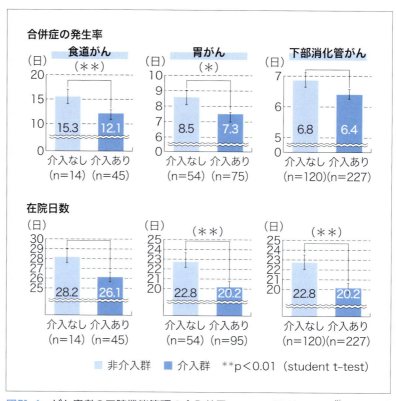

図Ⅳ-4　がん患者の口腔機能管理の介入効果　　　（野村，2017[2]）より引用）

2012年以降，年々依頼件数は増加し，現在は周術期だけでなく脳卒中などの回復期患者や内科疾患の患者の口腔機能管理も担当している．我々は，当院で周術期口腔機能管理を実施したがん患者への介入効果について，術後の合併症の発症率，在院日数について検討を行った．対象は胃がん，食道がん，下部消化管がんの患者で2013年4月から2014年11月に口腔機能管理を介入した367名（介入群）と2012年4月から2013年3月までに介入しなかった187例（非介入群）である．その結果，3疾患とも術後合併症においては，有意差を認めなかったものの，いずれも介入群で合併症の発生率の減少を認めた（図Ⅳ-4）．また在院日数については，3疾患とも介入群で短縮を認め，特に胃がん，下部消化管がんにおいては有意差を認めた[1,2]．

歯科衛生士が病院で担当するチーム医療に，栄養サポートチーム（Nutrition Support Team, NST）と呼吸サポートチーム（Respiratory Support Team, RST）がある．当院では，がん患者の周術期口腔機能管理だけでなく，脳卒中患者や内科的疾患による回復期患者に対する口腔機能管理も積極的に行っている．脳卒中患者については，がん患者とは異なり，NST，RSTと摂食嚥下チームがそれぞれ相互に介入してお互いが情報を共有し合うシステムになっている（図Ⅳ-5）．摂食嚥下チームは，入院時から介入して嚥下評価を行い，問題がある患者にはNSTと連携して情報を共有する．その中で歯科衛生士は，これらの情報をもとに口腔衛生管理の計画を立案し，実施，評価をしている．当院脳神経外科の片山らは，2012年に当院脳卒中センターに入院し，口腔機能管理を実施した324例の患者について調査したところ，退院時の経口摂取は入院時の舌運動と有意に関連を示し，口腔機能管理と摂食嚥下リハビリテーションの早期介入は，経口摂取，肺炎予防の予後改善に寄与していると報告している[3]．また，集中治療室（ICU）の現場では人工呼吸器関連肺

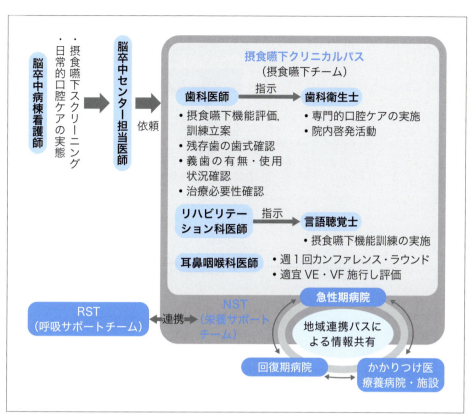

図Ⅳ-5　脳卒中患者への口腔機能管理の介入　　　　　　　　　（片山ほか，2016[3]）より引用）

炎（Ventilator Associated Pneumonia, VAP）の予防が重要となるため，RSTに歯科医師，歯科衛生士が参加し，ICU看護師とともに口腔衛生管理を実施している．肺炎は，2011年より日本人の死因の第3位になり，諸外国と比較しても我が国の肺炎による死亡率は高いと報告されている[4]．米国CDCガイドラインによると，VAPの発症率は8〜28％，そして発症者の死亡率は24〜76％である[5]．なかでも口腔内細菌を原因とする誤嚥性肺炎が大部分を占めている．誤嚥性肺炎は，気管内挿管されたままICU管理となった患者に起きやすいため，予防の1つとして口腔衛生管理が近年重要視されている．総合病院の中で，歯科衛生士の活躍の場は確実に広がっている．

3 地域医療連携ネットワークの構築

　東京歯科大学市川総合病院は，地域の中核病院の役割を担うべく，2016年3月に地域医療支援病院の承認を得た．地域医療支援病院，がん診療連携拠点病院として当院は，かかりつけ医やかかりつけ歯科医，他の急性期病院，回復期病院，療養型病院さらには介護施設にいたるまで，機能の異なる多くの医療機関や施設との適切な連携を図るために，中心的な役割を担うこととなった．地域医療の活性化を目的とした口腔機能管理の推進は，国の施策としての地域医療連携ネットワークの構築のために重要な課題である．当院では，口腔機能管理の依頼件数の増加に伴い，2016年より地域歯科医療機関への逆紹介システムの運用を開始した．患者がかかりつけ歯科医を持たない場合は入院前より積極的にかかりつけ歯科医を持つよう勧め，同意いただいた場合は逆紹介を行った．連携を対象とするかかりつけ歯科医は，厚生労働省の委託を受けて日本歯科医師会が主催する「全国共通がん医科歯科連携講習会」を受講した地域歯科医療機関とした[6]．「全国共通がん医科歯科

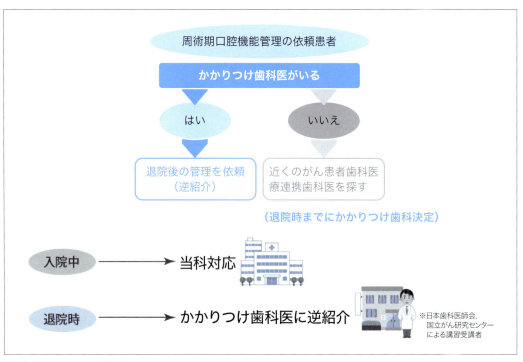

図Ⅳ-6　周術期依頼患者のトリアージ

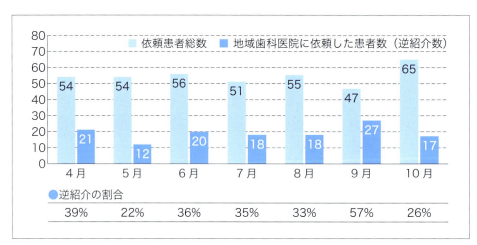

図Ⅳ-7　口腔機能管理の院内完結型から病診連携システムへの移行実績
（東京歯科大学市川総合病院における2016年の月別逆紹介数）

連携講習会」は，日本歯科医師会の推進する事業の1つであり，受講者とは，がん患者への周術期口腔機能管理や歯科治療についての知識を習得したがん診療連携登録歯科医である．当院では，市川市をはじめ近隣の登録歯科医と密接な連携をとりながら，口腔機能管理の依頼や，かかりつけ歯科医として逆紹介を行うなど積極的に進めている．このような病診連携を進めるうえで大切なことは，適切な情報の提供と依頼内容の簡素化である．患者の治療状況の報告と依頼内容については，各診療所で負担にならないよう各段の配慮が必要であり，当科で作成したトリアージのもと，地域歯科医療機関で対応可能な患者の口腔機能管理の依頼を行っている（図Ⅳ-6）．

こうした取り組みは2016年より正式に開始し，現在まで大きな問題なく円滑に逆紹介が行われている．2016年4月から10月までの逆紹介の実績を図Ⅳ-7に示す．周術期口腔機能管理の依頼があった患者382例中，逆紹介をした（一般歯科診療所に口腔機能管

理の依頼をした）患者数が 133 例（34.8％）であった．今後も更なる逆紹介率の向上に努める必要がある．地域歯科医療機関で適切な口腔衛生管理が実施されるためには，病院と診療所の歯科衛生士が，歯科医師の周術期口腔機能管理計画に基づき情報を共有する必要がある．今後は患者に口腔衛生指導および専門的口腔衛生処置を行った際に，情報を共有・把握するために使用する「歯科衛生士連絡書」の活用が望まれる[7]．地域包括ケアシステムの構築を歯科医療の観点から推進するためには，口腔機能管理の院内完結型から病診連携型の移行は重要な課題である．病院歯科で働く歯科衛生士と地域歯科診療所に勤務する歯科衛生士が，同じ患者に対して共通の問題認識をもちながら口腔衛生活動に務めることが，今後の歯科衛生業務の 1 つの目標になると考えられる．

文献

1) 佐藤道夫，ほか：【食道手術−合併症対処の各施設の工夫−】術中・術後合併症の予防と対処　当施設の工夫　嚥下障害　呼吸器合併症ゼロをめざして．手術，69：1119-1125，2015．
2) 野村武史：東京歯科大学における口腔機能管理の変遷．歯科学報，117：359-369，2017．
3) 片山正輝，ほか：急性期脳卒中患者に対する口腔ケアと摂食嚥下リハビリテーション介入の効果．脳循環代謝，27：243-247，2016．
4) 厚生労働省：平成 29 年我が国の人口動態ホームページ．［アクセス日：2018 年 5 月 1 日］．
5) Healthcare Infection Control Practices Advisory Committee：Guidelines for preventing health-care-associated pneumonia, 2003 recommendations of the CDC and the Healthcare Infection Control Practices Advisory Committee. Respir Care 49：926-939, 2004.
6) 国立がん研究センターがん情報サービス：診療連携登録歯科医名簿ホームページ．［アクセス日：2018 年 5 月 1 日］．http://ganjoho.jp/med_pro/med_info/databese/dentist_search.html
7) 歯科衛生士連絡所（周術期）：日本歯科衛生士会ホームページ．［アクセス日：2018 年 5 月 1 日］：https://www.jdha.or.jp/topics/20170401_4.html

（野村武史）

Ⅳ-2 入院患者の「摂食機能療法」に歯科衛生士が介入した事例

1 病院の概要

当院は，日本海に突き出た能登半島の中心に位置し，石川県の県庁所在地である金沢市から北へ約70 kmの七尾市に存在する．急性期病床（434床）を有する地域中核病院であり，小児救急・精神科診療を含む能登全域の3次救急を担っている．そして，能登地方では唯一の「歯科口腔外科」を標榜する地域歯科診療支援病院でもある．

2 目的

当院では医科歯科連携の一環として入院患者の摂食機能療法に歯科が積極的に取り組んでいる．主治医より介入の必要性が判断されると，歯科口腔外科に依頼が出るシステムになっている（図Ⅳ-8）．そして，歯科口腔外科を窓口に，歯科衛生士・言語聴覚士・管理栄養士にそれぞれの評価や計画立案が割り振られる．その後，精査の必要性があればVEやVFが施行され，最終評価・総括として主治医のもとにフィードバックされる流れである[1]．なお，これらのシステムはすべて電子カルテ内で統制されている．今回，当院入院患者の摂食機能療法に歯科衛生士が介入することで，どのような効果と連携が可能であるかを検討した．

3 対象

2017年3月から2018年4月までの1年間で摂食機能療法の依頼があった当院入院患者198名のうち，主治医または担当看護師の依頼により口腔健康管理を目的として歯科衛生士がチーム介入した185名（男性105名，女性80名で平均年齢は83.5±6.8歳）．

4 方法

歯科衛生士が介入した185名について診療科別，疾患別に分類し医科から口腔健康管理が必要と判断される傾向を検討した．また，歯科衛生士が口腔所見をチェックし，入院

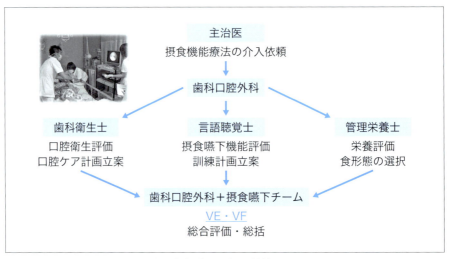

図Ⅳ-8　当院入院患者の摂食機能療法（医科歯科連携）

表Ⅳ-1　当院入院患者に対する「摂食機能療法」に歯科衛生士が介入した事例

- 調査期間：1年間（2017年3月～2018年4月）
- 患者数：185/198名（介入者数/摂食機能療法依頼者数）
- 介入率：93.4％
- 性別：男性105名，女性80名
- 年齢：83.5±6.8歳
- 1回あたりの平均介入時間：39.2分
- 平均介入日数：16.7日
- 収益効果（摂食機能療法加算）：14,870,000円/年

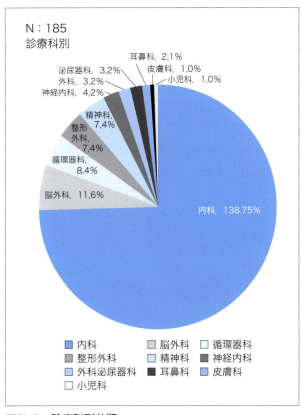

図Ⅳ-9　診療科別分類

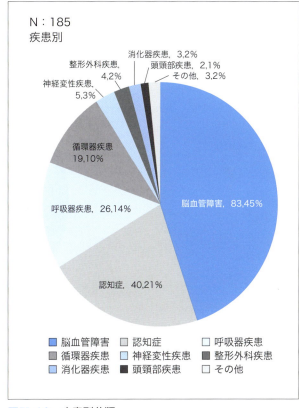

図Ⅳ-10　疾患別分類

患者の口腔衛生状態を調査した．さらに，介入患者の誤嚥性肺炎発症率，経口摂取状況および栄養状態の変化について検討した．

5　結果

　当院入院患者のうち，2017年3月から2018年4月までの1年間で摂食機能療法の依頼人数は198名であった（表Ⅳ-1）．そのうち，主治医または担当看護師より口腔健康管理の依頼があり，歯科衛生士がチーム介入した人数は185名で介入率は摂食機能療法介入患者全体の93.4％であった．また，患者1回あたり平均介入時間は39.2分で，平均介入日数は16.7日であった．なお，当院の1年間（2017年3月～2018年4月）あたりの摂食機能療法による収益効果は14,870,000円であった．

　診療科別では内科からの依頼が多く，138名（75％）を占め（図Ⅳ-9）．疾患別では，脳血管障害が83名（45％），認知症が40名（21％）と多かった（図Ⅳ-10），介入した

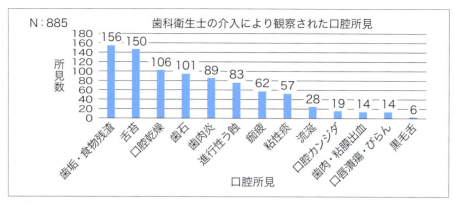

図Ⅳ-11　口腔所見分類

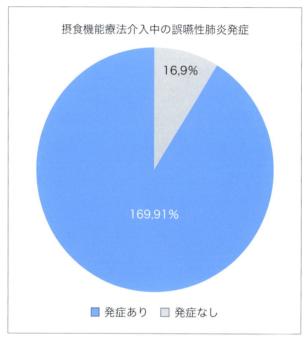

図Ⅳ-12　誤嚥性肺炎の発症

　患者の口腔から合計885所見が歯科衛生士によって観察され，歯垢・食物残渣（156所見）・舌苔（150所見），口腔乾燥（106所見），歯石沈着（101所見）の順で多く観察された[2]（図Ⅳ-11）．また，歯科衛生士が介入した摂食機能療法中は誤嚥性肺炎の発症も少なく全体のわずか16名（9％）であった（図Ⅳ-12）．

　経口摂取レベルの変化について検討したところ，主治医より摂食機能療法の依頼が出された時点において欠食または，嚥下食が提供されている症例が多いが，歯科衛生士と言語聴覚士が協働することにより，咀嚼食に移行できる症例が増加する傾向にあった（図Ⅳ-13）．特に，依頼時に76名いた欠食患者が介入終了時には16名と減少し，逆に咀嚼食提供患者が，依頼時57名から介入終了時は128名に増加していた．さらに，欠食患者76名のうち48名は完全経口摂取（嚥下食または咀嚼食のみ）に移行することができた（図Ⅳ-14）．したがって，完全経口摂取移行率は，約63.2％であった（図Ⅳ-15）．そして，摂取できる食形態は咀嚼を必要とするコード3以上の食形態が多かった．経口摂取量の増加に伴い，栄養改善にも効果がみられ（図Ⅳ-16），摂食機能療法介入患者の多くは，BMIが上昇する結果となった．

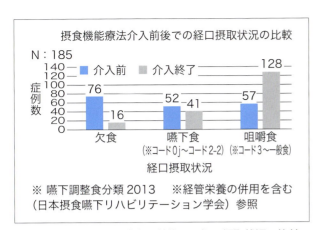

図Ⅳ-13 摂食機能療法介入前後での経口摂取状況の比較
欠食または嚥下食が提供されている患者に摂食機能療法介入することで咀嚼食に移行できる症例が多かった．

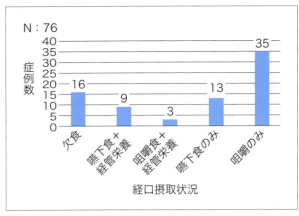

図Ⅳ-14 欠食患者76名に摂食機能療法介入した効果
欠食患者76名のうち60名が経口摂取に移行（経管栄養併用の患者を含む）でき，そのうち48名が完全経口摂取（嚥下食または咀嚼食のみ）に移行できた．

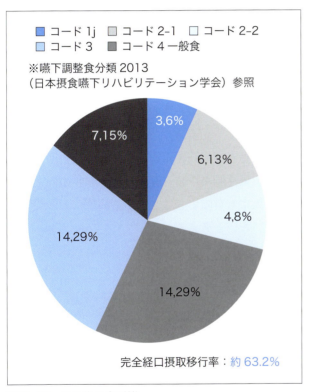

図Ⅳ-15 介入後の食形態
欠食患者76名のうち摂食機能療法の介入により48名が下記食形態にて完全経口摂取に移行．

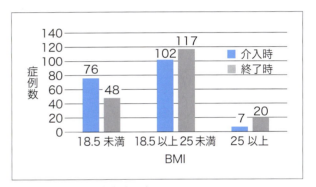

図Ⅳ-16 摂食機能療法の介入とBMI
摂食機能療法の介入により栄養状態の改善が見込める．

6 結論・今後の課題・臨床に生かすヒント

　当院入院患者のうち口腔健康管理の依頼があった患者185名を診療科別，疾患別に検討したところ，慢性期や終末期の脳血管障害や認知症の患者が多かったことより，看護師が病棟の日常業務の中で行う口腔ケアでは十分に対応しきれていないことがわかった．特に介入依頼患者の年齢は平均83.5±6.8歳であることより，内科入院している慢性期の脳血管障害や終末期の認知症の高齢者が多く，能登地方の超高齢化に伴う高齢患者の入院数の増加が推察された．一方，依頼件数が増加していることは，入院患者の口腔に関する

医科スタッフの認識向上と歯科衛生士が介入することへの期待の表れでもあると考える．依頼された患者の口腔所見をみると，歯垢や食物残渣，舌苔付着，口腔乾燥，歯石沈着が多く，看護師のみで対応することは困難であることがわかる．院内でしっかり医科歯科連携のプロトコールを構築し，入院患者の口腔健康管理を行うことは看護師の業務負担を減らす効果があり，患者にとってもより専門的に管理されるメリットがあると考えられる．また，前述のように，おおむね1回あたりの平均介入時間は39.2分，平均介入日数は16.7日であり，収益効果（摂食機能療法加算）については年間約14,870,000円で推移しており，病院の経営管理的にも貢献していると考える．さらに，歯科衛生士が介入した場合，誤嚥性肺炎の発症率も少なく，費用対効果は非常に高いと考える．

　食事内容や栄養状態の変化についても歯科衛生士が積極的に介入することにより提供食形態をアップすることができ，欠食中や経管栄養中の患者でも経口摂取に移行できた症例が多かった．これより，咽頭の嚥下機能だけではなく，患者に口腔機能の向上を意識させた取り組みを行うことにより「口から食べる」という目標を明確に立てることができ，その結果，心理的な食べる意欲の向上から栄養状態の改善につながっていると考える．つまり，歯科衛生士が入院患者の口腔健康管理を行うことにより患者の「口から食べる」意欲を向上させ，栄養状態の改善に寄与しているのである．したがって，単なる一辺倒のマニュアル化された口腔清掃で終始するのではなく，歯科衛生士は，全身状態や栄養状態の変化をよく観察し，患者の病態やライフステージを把握しながら質の高い口腔健康管理を実践することが大切である．

　今回の調査より，摂食機能療法を必要とする患者の口腔健康管理において歯科衛生士が積極的にチーム介入・連携することにより，誤嚥性肺炎予防，経口摂取レベルの向上，栄養状態の改善に寄与することができ，収益効果にも貢献できることから病院にとって大きなポジションを占める職種であることは間違いないと考える．

文献

1）長谷剛志：地域で統一した口腔ケア推進の核として．地域医療，49：80-86，2011．
2）長谷剛志　戸原　玄：知っておきたい！　摂食・嚥下評価と治療の進歩「口腔ケアの歴史と進歩」．MB Med Reha，167：48-55，2014．

（長谷剛志）

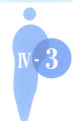

地域包括ケアシステムと歯科・病院

1 国策としての地域包括ケアシステム

　住み慣れた地域での継続的な生活を可能にする，という地域包括ケアシステムの考え方は，2011年（平成23年）に改正された介護保険法の「国及び地方公共団体の責務」を規定した第5条に以下のように明記された（図Ⅳ-17）．

> 第五条　国は，介護保険事業の運営が健全かつ円滑に行われるよう保健医療サービス及び福祉サービスを提供する体制の確保に関する施策その他の必要な各般の措置を講じなければならない．
> 2　都道府県は，介護保険事業の運営が健全かつ円滑に行われるように，必要な助言及び適切な援助をしなければならない．
> 3　国及び地方公共団体は，被保険者が，可能な限り，住み慣れた地域でその有する能力に応じ自立した日常生活を営むことができるよう，保険給付に係る保健医療サービス及び福祉サービスに関する施策，要介護状態等となることの予防又は要介護状態等の軽減若しくは悪化の防止のための施策並びに地域における自立した日常生活の支援のための施策を，医療及び居住に関する施策との有機的な連携を図りつつ包括的に推進するよう努めなければならない．
> 4　国及び地方公共団体は，前項の規定により同項に掲げる施策を包括的に推進するに当たっては，障害者その他の者の福祉に関する施策との有機的な連携を図るよう努めなければならない．

図Ⅳ-17　地域包括ケアシステムの考え方（介護保険法第5条）

　国と都道府県そして市町村は，介護保険事業の運営に責任を持つこととされ，さらに第3項にあるように，「被保険者が，住み慣れた地域で自立した日常生活を営むことができるよう」，予防，介護，医療，生活支援，居住の5つのサービスについて連携をとって包括的に推進すると規定している．これが地域包括ケアシステムであり，法的根拠は介護保険法である[1]．

　地域包括ケアシステムという言葉を法的に明記したのは，2014年（平成26年）に成立した，「地域における医療及び介護の総合的な確保を推進するための関係法律の整備等に関する法律」という大変長い名前の法律である．この法律で，1989年（平成元年）につくられた「地域における公的介護施設等の計画的な整備等の促進に関する法律」の名称を「地域における医療及び介護の総合的な確保の促進に関する法律」とし，第一条で「介護給付等対象サービス等を提供する施設及び設備の計画的な整備等」としてあった条文を，「効率的かつ質の高い医療提供体制を構築するとともに地域包括ケアシステムを構築することを通じ，地域における医療及び介護の総合的な確保」に改めたのである．

　図Ⅳ-18は，法案として提出されたものの概要である[2]．地域包括ケアシステムという用語を明記したのである．さらに，第二条の第一項で，この法律において「地域包括ケアシステム」とは，地域の実情に応じて，高齢者が，可能な限り，住み慣れた地域でその有する能力に応じ自立した日常生活を営むことができるよう，医療，介護，介護予防（要介護状態若しくは要支援状態となることの予防または要介護状態若しくは要支援状態の軽減若しくは悪化の防止をいう．），住まい及び自立した日常生活の支援が包括的に確保される体制をいう，とした．上記の介護保険法に記された条文を地域包括ケアシステムとして明

> **地域における医療及び介護の総合的な確保を推進するための関係法律の整備等に関する法律案の概要**
>
> **趣　旨**
>
> 持続可能な社会保障制度の確立を図るための改革の推進に関する法律に基づく措置として，効率的かつ質の高い医療提供体制を 構築するとともに，地域包括ケアシステムを構築することを通じ，地域における医療及び介護の総合的な確保を推進するため，医療法，介護保険法等の関係法律について所要の整備等を行う．
>
> **概　要**
>
> **1．新たな基金の創設と医療・介護の連携強化（地域介護施設整備促進法等関係）**
> 　①都道府県の事業計画に記載した医療・介護の事業（病床の機能分化・連携，在宅医療・介護の推進等）のため，**消費税増収分を活用した新たな基金を都道府県に設置**
> 　②**医療と介護の連携を強化**するため，厚生労働大臣が基本的な方針を策定
> **2．地域における効率的かつ効果的な医療提供体制の確保（医療法関係）**
> 　①医療機関が都道府県知事に**病床の医療機能（高度急性期，急性期，回復期，慢性期）等を報告し，**都道府県は，それをもとに地域医療構想（ビジョン）（地域の医療提供体制の将来のあるべき姿）を医療計画において策定
> 　②**医師確保支援**を行う地域医療支援センターの機能を法律に位置付け
> **3．地域包括ケアシステムの構築と費用負担の公平化（介護保険法関係）**
> 　①在宅医療・介護連携の推進などの地域支援事業の充実とあわせ，全国一律の予防給付（訪問介護・通所介護）を地域支援事業に移行し，多様化
> 　　※地域支援事業：介護保険財源で市町村が取り組む事業
> 　②特別養護老人ホームについて，在宅での生活が困難な中重度の要介護者を支える機能に重点化
> 　③低所得者の保険料軽減を拡充
> 　④一定以上の所得のある利用者の自己負担を2割へ引上げ（ただし，月額上限あり）
> 　⑤低所得の施設利用者の食費・居住費を補填する「補足給付」の要件に資産などを追加
> **4．その他**
> 　①診療の補助のうちの特定行為を明確化し，それを手順書により行う看護師の研修制度を新設
> 　②医療事故に係る調査の仕組みを位置づけ
> 　③医療法人社団と医療法人財団の合併，持分なし医療法人への移行促進策を措置
> 　④介護人材確保対策の検討（介護福祉士の資格取得方法見直しの施行時期を27年度から28年度に延期）
>
> **施行期日（予定）**
>
> 公布日．ただし，医療法関係は平成26年10月以降，介護保険法関係は平成27年4月以降など，順次施行．

図Ⅳ-18　2014年（平成26年）に提出された法律案の概要

確に定義づけたのである．またこの法律で，それまで法文で記載されていた「老人」を「高齢者」に改めた．

　地域包括ケアシステムは，2017年（平成29年）の第193回通常国会で「地域包括ケアシステムの強化のための介護保険法等の一部を改正する法律」が定められたように，現在も国が新たな施策を示し強化を推し進めている．2017年の法律改正では，**図Ⅳ-19**にあるように保険者機能の強化と新たな介護保険施設の設置が定められた[3]．介護医療院である．日常的な医学管理が必要な重介護者の受け入れや，看取り・ターミナル等の機能と，生活施設としての機能も備えたものとされている．

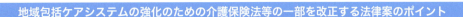

地域包括ケアシステムの強化のための介護保険法等の一部を改正する法律案のポイント

高齢者の自立支援と要介護状態の重度化防止，地域共生社会の実現を図るとともに，制度の持続可能性を確保することに配慮し，サービスを必要とする方に必要なサービスが提供されるようにする．

Ⅰ　地域包括ケアシステムの深化・推進

1　自立支援・重度化防止に向けた保険者機能の強化等の取組の推進（介護保険法）

全市町村が保険者機能を発揮し，自立支援・重度化防止に向けて取り組む仕組みの制度化

- 国から提供されたデータを分析の上，介護保険事業（支援）計画を策定．計画に介護予防・重度化防止等の取組内容と目標を記載
- 都道府県による市町村に対する支援事業の創設
- 財政的インセンティブの付与の規定の整備

（その他）
  - 地域包括支援センターの機能強化（市町村による評価の義務づけ等）
  - 居宅サービス事業者の指定等に対する保険者の関与強化（小規模多機能等を普及させる観点からの指定拒否の仕組み等の導入）
  - 認知症施策の推進（新オレンジプランの基本的な考え方（普及・啓発等の関連施策の総合的な推進）を制度上明確化）

2　医療・介護の連携の推進等（介護保険法，医療法）

①「日常的な医学管理」や「看取り・ターミナル」等の機能と，「生活施設」としての機能とを兼ね備えた，新たな介護保険施設を創設

※現行の介護療養病床の経過措置期間については，6年間延長することとする．病院または診療所から新施設に転換した場合には，転換前の病院または診療所の名称を引き続き使用できることとする．

②医療・介護の連携等に関し，都道府県による市町村に対する必要な情報の提供その他の支援の規定を整備

3　地域共生社会の実現に向けた取組の推進等（社会福祉法，介護保険法，障害者総合支援法，児童福祉法）

- 市町村による地域住民と行政等との協働による包括的支援体制作り，福祉分野の共通事項を記載した地域福祉計画の策定の努力義務化
- 高齢者と障害児者が同一事業所でサービスを受けやすくするため，介護保険と障害福祉制度に新たに共生型サービスを位置付ける

（その他）
  - 有料老人ホームの入居者保護のための施策の強化（事業停止命令の創設，前払金の保全措置の義務の対象拡大等）
  - 障害者支援施設等を退所して介護保険施設等に入所した場合の保険者の見直し（障害者支援施設等に入所する前の市町村を保険者とする．）

Ⅱ　介護保険制度の持続可能性の確保

4　2割負担者のうち特に所得の高い層の負担割合を3割とする．（介護保険法）

5　介護納付金への総報酬割の導入（介護保険法）

- 各医療保険者が納付する介護納付金（40～64歳の保険料）について，被用者保険間では『総報酬割』（報酬額に比例した負担）とする．

※平成30年4月1日施行．（Ⅱ5は平成29年8月分の介護納付金から適用，Ⅱ4は平成30年8月1日施行）

図Ⅳ-19　2017年（平成29年）に提出された法律案の概要

2 地域包括ケアシステムと歯科

　このように，地域包括ケアシステムは国の重要施策として法律を整備し推進されており，歯科界でも地域包括ケア（システム）という用語は多用されている．地域包括ケアに資するために・・・というフレーズは，物事を正当化するために使われているケースも見受けられる．しかし，地域包括ケアシステムは歯科の視点からつくったものではなく，歯科保健医療のために考えられたものでもない．法制度をつくりあげていく過程で，歯科について考慮することはほとんどなかった．医科疾患により要介護となる人には，急性期医療，在宅医療そして介護が一体として提供される必要があり，その一体化のための法制度を整えることが必要となったことにその理由がある．

　厚労行政のみならず国の財政として，高齢者の場合に「社会的入院」[4]という医療を受けることとは別の理由による入院があることが問題とされたことが，地域包括ケアという制度をつくる遠因となった．積極的な治療は必要ではないが，疾患が理由で虚弱な状態となった入院中の高齢患者，当時は「寝たきり老人」とよばれた高齢者の医療費増加が見過ごされないものとなった．医療費をまかなう保険者から，治療が必要ではなく他の理由で長期入院している高齢者の退院を促す施策が必要という声があがった．しかし，退院後も日常生活を自立して過ごすことができない高齢者には，要介護老人施設や在宅医療が必要であるのに，病院と施設・在宅医療との連携が取られていなかったのである．病院難民という状況であり，退院してもその先はどこに行って良いのかわからないという高齢者の数が人口の高齢化に伴い急増してきたのである．この社会的な問題において，歯科疾患での入院は医科疾患に比べ極めて少なく，歯科疾患で寝たきりとなることはないというのが一般的な認識であり，ましてや歯科疾患が原因で要介護となることもないことから，歯科は高齢者医療福祉施策の流れの外にあった．

　歯科的な管理が入院患者の誤嚥性肺炎を予防し，退院を早めることに貢献することは医療の世界でも認識され，経口摂取が低栄養の回復と予防に役立つことも理解されてきた[5]．しかし，地域包括ケアシステムにどのように歯科を組み込むかについては，現在においても模索段階にあると思われる．

　地域包括ケアシステムは「介護・リハビリテーション」「医療・看護」「保健・予防」「福祉・生活支援」「住まいと住まい方」という5つの構成要素（分野）から成り立っている．この5分野が地域において包括され，サービスが住民にどのように提供されるかが問題である．そのため，2013年（平成25年）度に，地域包括ケアシステム事例分析に関する調査研究事業がなされ，「地域包括ケアシステム」事例が集成された[6]．地域包括ケアシステムを組み立てていく方法として「自助」「互助」「共助」「公助」という視点があるが，それらの具体的な形は地域の特性によって異なるものとなる．この事例集は，全国の市区町村において地域包括ケアシステムを進める時に，実施されている事例を参考に，新たな取り組みのヒントとして役立つことを目的としたものである．

　集められた50の事例の中で，歯科が組み込まれていた事例をみると，歯科を診療に位置づけたものが11事例あった．地域包括支援センターの運営協議会や地域医療連携協議会に歯科医師会を位置づけるものや，研修・セミナーの協力団体としての歯科医師会，そして訪問診療として歯科診療所が位置づけられていた．一方で，9事例に介護予防事業として口腔機能や口腔と栄養として歯科がとりあげられていた．地域包括ケアシステムでは

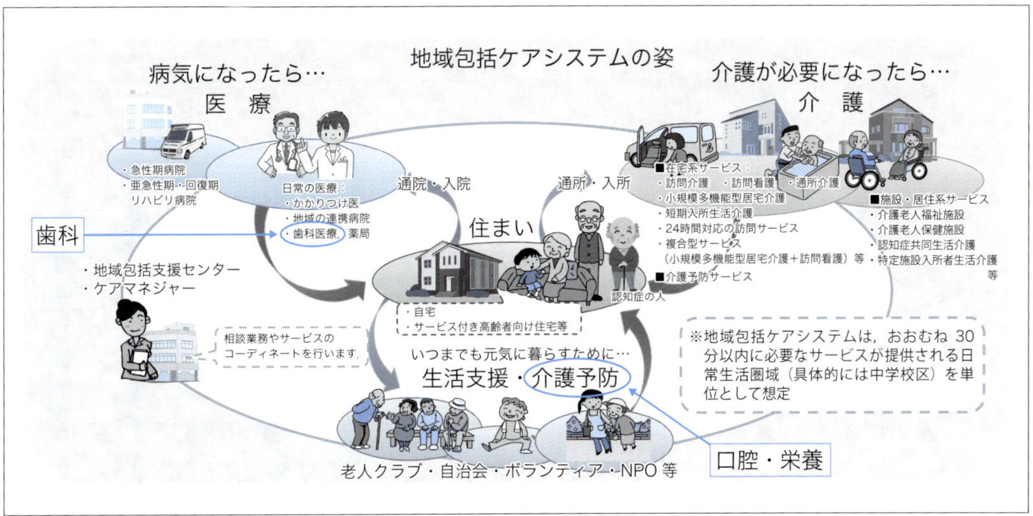

図Ⅳ-20　2025 年の地域包括ケアシステムの姿

介護・介護予防は重要な分野であり，その中で口腔体操やカムカム栄養といったものが実施されていた．なお，1 事例で歯科が医療と介護予防の両分野に取り入れられたので，50 事例の中で 19 事例が歯科を取り入れたことになる．

　地域包括ケアシステムにおいて，歯科は口腔体操に代表される介護予防と在宅への訪問歯科診療の 2 分野に位置づけられていることが実例集からわかった．しかし，「地域包括ケアシステム」とは，地域の実情に応じて，高齢者が，可能な限り，住み慣れた地域でその有する能力に応じ自立した日常生活を営むことができるよう，医療，介護，介護予防，住まいおよび自立した日常生活の支援が包括的に確保される体制（図Ⅳ-20）であるが，歯科保健医療の支援が包括的に実施されているのか？という疑問が生ずる．介護予防の口腔体操を担当している歯科関係者と訪問歯科診療を実施している歯科医療機関との連携はどうなっているのか？　図Ⅳ-20 に示すように，地域包括ケアシステムを所管している市町村の部局が，図の右下の介護予防の歯科と左上の訪問歯科診療は各々別のものとしているのではないか？という疑問である[7]．地域包括ケアシステム本体において医療・介護・介護予防・住まいという分野が包括的に円滑に連携させることそのものが完成途中の段階であることから，歯科の位置づけと包括化にはまだ時間を要するようである．

3 地域包括ケアシステムと病院・歯科

　公立みつぎ病院の山口昇医師が，緊急手術で救命しリハビリによって退院した患者さんが，自宅の療養環境等が良好とはいえないことにより寝たきり老人となって再入院することへの対応を考え実行したことから地域包括ケアシステムが生まれた[8]．図Ⅳ-20 の左上の病院が出発点であった．要介護になる出発点の多くは，入院を必要とする医科疾患に罹るところにある．この入院した医科患者へ歯科的対応がシステムとして実施され，さらに退院から施設・在宅へと途切れることなく，医科・介護と連携した歯科治療と歯科保健管理がなされることが地域包括ケアシステムにおける望ましい歯科の位置づけとなる．

　公的医療保険では，本書にあるように周術期口腔機能管理が制度化されている．医療連携により，誤嚥性肺炎等の術後合併症の軽減を図ることが目的とされた．市町村が行っている地域包括ケアシステムにおいて，病院内での医科歯科連携を組み込んでいる例は多く

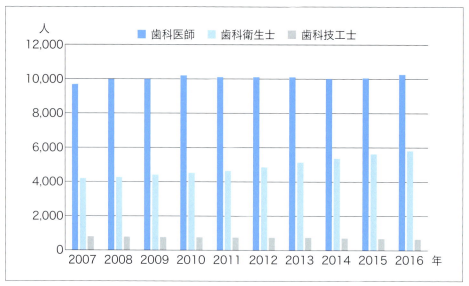

図Ⅳ-21　病院勤務の歯科医療従事者数の推移

はないと思われる．周術期の口腔機能管理の実施状況も現在急増中ということで，普及の途上にある．図Ⅳ-21は，病院に勤務する歯科医療従事者数の推移を示したものである．歯科医師が近年微増傾向にあり，歯科衛生士は急増の一途である．これは，病院で治療が必要な重篤な歯科疾患が増加しているためではなく，病院の医科疾患患者への口腔機能管理が多くなされて来ていることの査証である．地域包括ケアシステムにおける望ましい歯科の位置づけが，病院における医科歯科連携から始まるものと思われる．

文献

1) 厚生労働省：https://www.mhlw.go.jp/web/t_doc_keyword?keyword=%E4%BB%8B%E8%AD%B7%E4%BF%9D%E9%99%BA%E6%B3%95&dataId=82998034&dataType=0&pageNo=1&mode=0（2018.11.9 アクセス）
2) 厚生労働省：https://www.mhlw.go.jp/topics/bukyoku/soumu/houritu/dl/186-06.pdf（2018.11.9 アクセス）
3) 厚生労働省：https://www.mhlw.go.jp/topics/bukyoku/soumu/houritu/dl/193-06.pdf（2018.11.9 アクセス）
4) 広井良典：医療保険改革の構想，日本経済新聞社，1997
5) 松田晋也：地域包括ケアと歯科診療，日本歯科評論，Vol.75，No.1，2015
6) 髙橋紘士：地域包括ケアシステム事例集成，株式会社日本総合研究所，2014
7) 筒井孝子：国際的な文脈から見た地域包括ケアシステムの基本的考え方，日本歯科評論，75：1，2015．
8) 宮島俊彦：地域包括ケアの展望．社会保険研究所，2013．

（石井拓男）

歯科衛生士のための
病院における
医科歯科連携・口腔機能管理マニュアル　　ISBN978-4-263-42269-4

2019年7月10日　第1版第1刷発行

監　修　公益社団法人
　　　　日本歯科衛生士会
編　者　石　井　拓　男
発行者　白　石　泰　夫

発行所　医歯薬出版株式会社

〒113-8612　東京都文京区本駒込 1-7-10
TEL.（03）5395-7600（編集）・7600（販売）
FAX.（03）5395-7600（編集）・7600（販売）
https://www.ishiyaku.co.jp/
郵便振替番号　00190-5-13816

乱丁，落丁の際はお取り替えいたします　　　　印刷・教文堂／製本・愛千製本所
© Ishiyaku Publishers, Inc., 2019. Printed in Japan

本書の複製権・翻訳権・翻案権・上映権・譲渡権・貸与権・公衆送信権（送信可能化権を含む）・口述権は，医歯薬出版㈱が保有します．
本書を無断で複製する行為（コピー，スキャン，デジタルデータ化など）は，「私的使用のための複製」などの著作権法上の限られた例外を除き禁じられています．また私的使用に該当する場合であっても，請負業者等の第三者に依頼し上記の行為を行うことは違法となります．

JCOPY ＜出版者著作権管理機構　委託出版物＞
本書をコピーやスキャン等により複製される場合は，そのつど事前に出版者著作権管理機構（電話 03-5244-5088, FAX 03-5244-5089, e-mail：info@jcopy.or.jp）の許諾を得てください．